+

Be Your Own
Psychological Consultant

第**2**版

自愈力

做自己的心理医生

艾琳——著

中国法制出版社
CHINA LEGAL PUBLISHING HOUSE

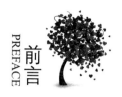

PREFACE 前言

　　一个人的生理健康和心理健康是紧密相连的。医学证明，人类有 76% 的疾病都源自心理，良好的心理状况胜过一切保健措施的总和，掌握了维持心理平衡与健康的方法，也就等于掌管了身体健康的金钥匙。

　　近年来，由于心理问题越来越普遍，人们也越来越重视心理健康，并开始积极寻求心理医生的帮助。心理医生在欧美等西方国家是一种备受尊重的职业，很多人都有自己固定的心理医生。在当今生活和工作节奏空前加快的时代，谁的心理没有或多或少的问题？只是有的人比较轻，有的人比较严重罢了。

　　但再轻的心理问题，如果不加以重视，就会越来越严重。日常生活中，也许并不是每一个人都有条件拥有自己的心理医生，即便是心理医生，他也不见得完全了解你的全部。而我们自己才是最了解自己的人，那何不尝试着做自己的心理医生呢？

　　阅读本书的每一个人都有一定的潜能成为自己的心理医生，一是因为我们不会比职业的心理医生智商低，二是因为我们拥有强大的个体修复能力，有些心理问题最终还是要依靠我们的自我修复能力，才能收到预期的效果。

　　本书分为七章：

　　第一章以若干个问题引领读者走入神秘的心理世界。

　　第二章针对人们感到最困扰的情绪问题，拒绝情绪化，拒绝语言暴力，远离"情感吸血鬼"。

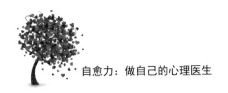

第三章涉及生活中最常见的病态心理，如果它们出现在你身上，那就尝试着按书中的方法自我调适吧。

第四章解剖两个最凶狠的心灵杀手——抑郁与强迫，它们潜伏在生活的角落里，随时可能向我们发动攻击，所以要防患于未然。

第五章涵盖了现代人常见的五种人格障碍，重塑自我，浴火重生，你将在人生的战场上一往无前。

第六章讲述的是生活中的重大变故及心理调适，人有旦夕祸福，月有阴晴圆缺，未雨绸缪，有备无患。

第七章关注的是我们身边的特殊人群和他们的心理困扰，你是否是其中的一员呢？或许你也能从中得到启发。美丽人生就像一杯醇香的美酒，需要我们自己来酿造，让我们一起努力吧！

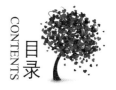

CONTENTS 目录

第一章　提问环节——走进未知的心理世界

第一节　心理学究竟是什么？ / 1

第二节　你是否越长大越不快乐？ / 5

第三节　病真的是由"心"而生吗？ / 13

第四节　压力来自何处？ / 19

第五节　内向是性格缺陷吗？ / 25

第二章　情绪自治——做优秀的情绪管理者

第一节　终结情绪化 / 28

第二节　愤怒向谁宣泄？ / 36

第三节　拒绝"语言暴力" / 45

第四节　回避"情感吸血鬼" / 47

第三章　心理自助——告别病态心理

第一节　你敢承认自己自私吗？ / 64

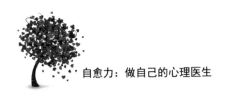

自愈力：做自己的心理医生

第二节　长期压抑滋生病态心理 / 72

第三节　别让虚荣心膨胀 / 79

第四节　精神空虚是谁的错？ / 84

第五节　欲壑难填为哪般？ / 88

第四章　心灵杀手——战胜抑郁与强迫

第一节　谁制造了抑郁"病毒"？ / 92

第二节　走出抑郁的阴霾 / 98

第三节　匪夷所思的强迫行为 / 116

第四节　解读"强迫症" / 123

第五节　破除"强迫魔咒" / 127

第五章　重塑自我——跨越人格障碍

第一节　矫正偏执型人格 / 138

第二节　矫正强迫型人格 / 146

第三节　矫正依赖型人格 / 155

第四节　矫正回避型人格 / 164

第五节　矫正自恋型人格 / 172

第六章　应激障碍——如何从容面对

第一节　面对考试落榜 / 182

第二节　面对亲人亡故 / 186

第三节　面对恋人分手 / 188

第四节　面对人生逆境 / 190

第五节　面对重病缠身 / 195

第七章　特别关注——特殊人群心理调适

第一节　青春期心理调适 / 200

第二节　更年期心理调适 / 207

第三节　关注失独者心理创伤 / 209

第四节　关注单亲子女心理问题 / 213

第一章
提问环节——走进未知的心理世界

随着社会的发展、人们工作和生活节奏的加快，各种各样的心理问题开始陆续出现，心理学成为人们了解自己内心的途径。你知道心理学研究的究竟是什么吗？为什么很多人越长大就越不容易快乐？为什么说病由心生不是传言？性格内向难道就应该自卑吗？压力到底是怎么一回事？

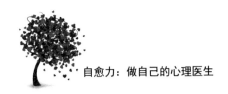

第一节　心理学究竟是什么？

现实生活中，我们总是对心理学和心理学家充满这样那样的猜测，有的人即便好奇，也不敢轻易接触，总认为和心理沾上边的都不是什么好事，甚至还有人很极端地看不起心理有问题的人，对心理学和心理学家也非常排斥。可见，人们对心理学还是存有一定的误解。

首先，是不是心理学家都知道人们在想什么呢？ 人们似乎习惯将心理学家和算命先生画等号，认为两者都是在研究人的心理活动，能够一眼看穿人的内心，透视一切正常人所看不到的东西。实际上，这样的认识是错误的。

心理学研究的内容远比算命要宽泛，比如人的感觉、知觉、思维、记忆、情绪、性格等，当然也包括特定情况下的内心状况。而心理学家所研究的就是这些心理活动的规律及其相互之间的联系，包括它们是如何产生和发展的，会受到哪些因素的影响等。心理学家根据人们外在的情绪表现以及测试结果来推断其心理特征。至于人们心里究竟在想什么，心理学家也没有办法完全猜测得到。

其次，心理学的地位是得到科学界肯定的。 科学一直都是人们心目中尊崇的对象，因为它有十分严密的逻辑推理，还有严格的实验操作；但心理却是一种看不见摸不着的东西，况且人心总是变幻莫测的，研究心理根本没有一个可靠的定量。此外，很多人对心理咨询存在一定的偏见，认为那些所谓的心理咨询简直令人失望。

其实，这些都是因为人们对心理咨询抱有瞬间治愈的过高期望，没有充分认识和正确了解，当结果与现实出现偏差时，自然会感到失望。实际上，心理咨询师帮助咨客解决心理问题，是一个漫长且需要互动的过程，它并不是一条立竿见影的心理治愈途径；况且，心理咨询如果想达到一个比较好的效果，还需要咨客的积极配合。

国际心理科学联合会于1982年正式成为国际科学联合会的成员，这也肯定了心理学在科学界的学术地位。此外，在心理学中，很多研究领域里所运用的研究方法一向都是与自然科学的研究方法相近的，比如实验心理学、生理心理学以及心理物理学。如今，从心理学中的实验控制、统计学分析，到提出结论，各个领域都已经采取了十分严格的科学设计，并且有一套统一的科学标准。因而，心理学的研究并不是不可靠的，而是被证明了的真正的科学。

第三，关于心理咨询和心理学的关系。说到心理咨询，一般指的是采用心理学的方法，对心理适应方面有问题或者需要解决某些心理问题的咨询者提供心理援助的一个过程。前来寻求帮助的人称为求助者、咨客或来访者，而提供援助、具备专业心理知识的一方称为咨询师。来访者在心理方面出现不适或有心理障碍，那么他们就可以通过语言或文字等沟通媒介向咨询师诉说、询问，并在咨询师提供的帮助和支持下，通过商讨找出引起心理问题的根源，找到症结所在，以便掌握克服和摆脱障碍的条件和方法，帮助来访者恢复身心健康，提高应对外界环境的适应能力。

心理咨询作为一个新兴行业，在一些发展迅速、工作和生活节奏比较快的大城市中比较受欢迎。心理咨询在这些城市也如雨后春笋般不断涌现，各种各样的心理门诊、咨询中心、咨询热线等纷纷出现在众人的视线内；心理咨询师资格考试制度应运而生，使得心理学在社会上的影响力不断提高。由此，在

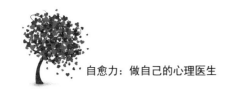

很多人看来，心理学就是心理咨询。

实际上，心理咨询确实是心理学的一门实际应用学科，也是被更多人所熟知的心理学门类之一，但这并不意味着心理咨询就是心理学。可以说，心理咨询是心理学的一个分支。而心理咨询也是心理学研究的一个目的，即帮助更多人更好地认识和适应生活中的种种困扰，尤其在面对心理问题茫然无措时，心理咨询不失为一条比较有效的解决途径。

第四，关于心理学研究或心理咨询的对象。通常在大多数人的眼里，前去看心理医生的人都是心理有问题的人，甚至十分极端地认为这些人都是内心不正常的人。或许正因为如此，很多内心不适、出现心理障碍的人都羞于接受心理咨询。但这在国外却是一件十分普遍的事情。据说，当一个人在生活或工作上出现了问题，心情烦闷的时候，就会跑到自己的心理医生的办公室宣泄一番，之后心情就会好很多，而他们也并不认为这是一件不光彩的事。或许这与心理问题普遍程度有一定的关系。

因而，我们应该摆正态度，心理学研究或心理咨询的对象基本上都是正常人，而他们也并不仅限于一个人，还可以是一对夫妻、一个家庭，甚至是一个群体。这些对象一般都是在心理上出现了一些轻微的不适，或者是比较严重的心理障碍。倘若是患有精神疾病的人，就不在心理咨询的服务范畴之内了，通常都要交由临床心理学家或精神疾病的相关专家进行诊治。

最后，心理学家也是普通的正常人，他们既没有特异功能，也不会为人催眠。心理一向被人们认为是一种十分神秘而玄幻的东西，而那些研究心理的人也就被认为是神秘的了。可事实上并非如此，他们也是十分正常且普通的人类，只不过他们在心理这个领域的知识要比我们多得多，就好比科学家在科学领域的研究一样。

关于催眠，首先发源于18世纪的麦斯麦术（认为人的身上可以散发出"磁流"，使他人进入昏睡状态）。而到了 19 世纪，英国著名医生布雷德通过研究得出结论，他认为催眠术就是让患者凝视着一件发光物体，长时间的凝视引导其进入睡眠状态；并认为麦斯麦术引起的昏睡状态属于神经性睡眠，所以称其为"催眠术"，而有关催眠术的内在机制至今依旧是一个谜。

人们总是认为一些悬而未解的现象带有某种神秘感，因此往往对它们充满向往和浓厚的兴趣。著名心理学家弗洛伊德就很擅长催眠术，而他所代表的群体就是心理学家，因而，那些对心理学家还不太了解的人就把催眠术和心理学家联系在了一起，认为心理学家总是会催眠的。事实上，这样的理解是不正确的。心理学家可以会催眠术，但这并不代表所有的心理学家都擅长。

总之，关于心理学和心理学家，不应该被人们视为神圣甚至是不真实的领域。随着现代生活节奏的加快，很多大城市纷纷出现了许多心理咨询机构，就是专门针对那些因为生活和工作压力过大而出现心理不适或心理障碍的人提供服务。但许多人还是因为种种客观条件的限制，对心理咨询存在排斥。

鉴于这种情况，我们不妨尝试着自己做自己的心理医生。俗话说得好，这个世界上再也没有谁能够像自己这么了解自己了。所以，你可以不必再被心理问题困扰，做自己的心理医生，随时点醒和开导自己。有时候一个长久以来搅得你心烦意乱的心结，往往只需要一句话就能解开，而你自己也完全具备这个能力。

第二节　你是否越长大越不快乐？

❤ 你为什么感到不快乐？

越来越多的人在感慨和追忆，感叹小时候的美好时光一去不复返，那时

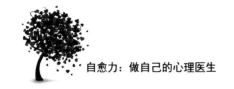

候的简单透明在成年人的世界里逐渐消失不见。虽然小时候渴望得到的东西，比如成年人的帅气的西装、优雅的高跟鞋、自由自在不受管束的生活等，在长大之后我们也都渐渐得到了，但事实上，有几个人是如同小时候般真正快乐的呢？大多数人还不是又回过头去怀念那纯真的童年，还会有人感慨：要是永远生活在小时候该多好！

心理学家认为，得到必定会有失去。比如你得到了儿时渴望的成人生活，那得到所要付出的代价就是不再拥有儿时的纯真；再如你得到了真正的自由，父母再也管不了你了，但所要付出的代价就是你失去了童年时期特有的懵懂的欢乐，随之而来的还有无边无际的孤独。好像很多事情儿时都不懂，但那时快乐，而长大后你真正看清楚了，就不再有真正的快乐，似乎这就是得到与失去之间的辩证关系。

那为什么现在的你感到孤单和不快乐呢？有的人回答说，我对我目前从事的工作总是提不起兴趣，觉得没意思，对未来的生活也充满迷茫。只要一想到将来会面对的种种，尤其是一定要用功利的姿态去应对很多工作上的事情时，我就觉得自己活得很累，还不如一个小孩活得快乐。事实上，这也是很多人的心声。为什么不快乐？其实在回答这个问题之前，我们应该纠正一下问法：为什么我们会快乐？而不是我们为什么不快乐。

曾有心理学家对该问题进行了一系列的研究。我们知道，人的大脑的体积和结构自人类进化以来便发生了巨大的变化，结构的变化导致体积增加，其中就多了一个叫做额叶的部分，这是大脑中最高级的部位。而在额叶里最为重要的一个部位就是脑前额叶外皮，具有"创造模拟经验"的功能，即人类可以通过它在大脑中对一些未曾真实体验过的经历进行某种模拟体验，这与情景性记忆、工作性记忆以及自我抑制能力相关。

近年来，心理学家们对人类决策行为的研究也表明，大多数人的决策都与脑前额叶外皮有关，即对未来事件及情感的预估。心理学家指出，这里的情感便是广义上的幸福感，人们对经验的模拟，在某种程度上就是对幸福感的预测。人们在做每一项决策之前，几乎都要建立在对事件情感结果的内隐性或者外显性预测的基础之上；而之所以会做某种决策，是因为相信这项决策会比其他的决策带来更大和更强烈的幸福感。

但是实际上，即便人们能够通过预测幸福感确定哪件事会使自己获得快乐或痛苦，可对于这种快乐或痛苦的持续时间和幸福感的强烈程度却不能准确预估。心理学家分析，这里一般会出现两种情况：其一是高估了快乐或痛苦的持续时间和强烈程度；其二便是低估。高估的情况比较普遍，被心理学家称为"影响偏差"。

曾有数据显示，在一起交通事故中得以幸存的人，即便截瘫，也会在事故之后的几个星期内恢复心理创伤；那些失去了亲人、爱人的人在此后的一年之内情感水平就恢复了正常。也有相关实验表明，那些在事故中截肢的幸存者在一年之后的幸福感强烈程度和中彩票者在一年之后的幸福感强烈程度，几乎完全是一致的。这些调查数据似乎和我们平时的所见所闻不符合，甚至完全相悖，但它们又是确切存在的。

因而，心理学家认为，无论人们遭遇到了多大的困境和挫折，一段时间以后（也许是几个星期，也许是几个月，甚至是一年、两年），这件事就不再会对人们有什么影响了。而我们大多数人正是因为高估了这种影响力，所以才会出现心理困境，就像自己给自己背上了一个巨大的包袱。如此一来，再坚强的人也有精疲力竭的一天。换句话说，很多事情对你的影响力其实并没有那么大，更没有你想象的那么严重，而是你自己给自己施加的压力过大才导致了现在的不堪局面。

在幸福感的预测过程中，影响偏差导致我们过分高估事件的情感影响力，

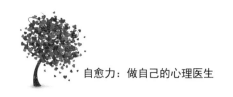

进而无法自拔，陷入心理怪圈走不出来。而如果我们意识到这种偏差的存在，是不是就会好点呢？答案是肯定的，这也是为什么很多人会选择在悲痛的时候让自己忙碌的原因。人的身体和思维一旦忙碌起来，就不会再去胡思乱想，那些悲伤的记忆就会暂时被搁置，我们只要告诉自己，现在不要去想了，先做点别的事情！等忙完这段时间之后你再去回想，也许会比当时好得多。所以，别再高估某件事情对你的影响力了，否则在你的痛苦中有一大半都是你自己给自己的，何必呢？

🖤 是什么阻碍了我们的快乐？

如果细心观察，我们会发现，那些表面上看起来很快乐的人，其实也未必就真的快乐，谁的生活尽是一帆风顺的呢？他们也有不快乐的时候。但也有很多人不管何时，都是一副郁郁寡欢的模样，人们一看到他们，就会马上联想到各种各样的遭遇在他们身上上演，但其实他们也未必就真的如此不快乐。

而心理学家对快乐一分为二，即发自内心的、天然的快乐和自我创造的人工快乐。如果一个孩子在周末的早晨，被父母逗得"咯咯"直笑，清脆的笑声几乎可以穿越厚实的水泥墙壁，让大人们羡慕不已，这样的快乐就是天然的，发自孩子的内心并且真真实实；如果一个上班族在繁忙的工作之余，当情绪跌落谷底，为了不让自己久久沉沦在低谷，他也许会去寻找各种方法安慰自己，直到成功达到心理调节的目的，这便是通过自我创造而获得的人工快乐。当然，这并不是说在成年人的世界里就一定不存在天然的快乐，只是这种发自内心的天然快乐已经没有孩子那么多、那么纯粹罢了。

心理学家建议，当天然的快乐难以企及时，人工快乐是帮助人们保持快乐的最好方式。说得简单点就是，当你希望得到而不可得时，不如自己制造出来。譬如，当某男向某女告白失败后，他就很难快乐起来，此时为了不让自己持续悲伤，他可以这样安慰自己：我这么专情的一个人，你不喜欢我是你的巨大损失。当然，当他告白成功时，他就能获得天然的快乐。

表面上看起来，人工快乐远远比不上天然的快乐美好，可实际上，人工快乐相较于天然的快乐，要更加长久和实际。但问题又来了，既然如此，那为什么现代人还是难以快乐呢？难道说现代的人们连给自己制造人工快乐的能力都失掉了？

研究发现，一个人如果能够及时地给自己制造快乐，那他/她就不会不快乐；但假如他/她已经没有了这种能力，长此以往，这个人就成了一个患有"快乐遗失症"的人。那究竟是什么阻碍了快乐的生成？

在经济学中有一个术语叫"沉没成本"，指的就是由过去的某项已经发生了的决策，导致现在或者是将来的任何决策都无法改变的成本。在商业决策中，沉没成本是影响决策的一大关键要素，指那些已经付出的、不可收回的成本。而在心理学中，沉没成本则意指那些耗费的精力、时间、金钱等，都已经是无法挽回的成本了。此时很多人就会想：既然已经这样了，那就继续下去吧，或者事已至此，就不再徒劳挣扎了吧。

沉没成本效应揭示了人们内心普遍存在的一种自我申辩，不愿承认自己先前的决策失误，希望总是可以与之前的选择保持一致，也是一种避免浪费的心理。心理学家指出，沉没成本效应虽然让人们在一件事情上失去了再选择的机会，但却能够收到自创快乐的效果。

研究人员曾在美国的一所高校内开设了一门摄影课程，在结课时要求学生自拍两张照片，然后将其中自己比较满意的一张上交。但该实验分成两组，研究人员对第一组学生说："想好了再上交啊，因为交上来后我就会立即转寄给美术馆，你们就没有更改的机会了。"而对另外一组学生说："大家慢慢挑，

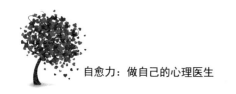

选不好也没关系，交上来后还有三天的时间给你们更改。"

结果，实验证明，前一批大学生在压力的作用下迅速作出了选择。在一段时间之后，他们还是会怡然自得地认为自己交上去的那张是最好的；而后一批大学生则在反反复复的选择和更改中纠结、烦闷，部分人还出现了失眠现象，到最后他们还是认为留在手上的那张才是最好的，因而后悔不已。

这项实验证明了，当选择越多时，人们就越是难以获得快乐，最后甚至会连人工快乐一并失去。也就是说，当自由越多，决策也就有了随时都可更改的条件，正是这种可更改的决策权阻断了人们自制快乐的能力。

如果站在一个孩子的角度来说，向父母索要一双好看的名牌跑鞋而不得，得不到也没办法，尽管已经渴望很久，尽管也和父母闹过很多别扭，但如果真的得不到的话，孩子们也不会怎么样，他们依旧还是有自己的快乐和乐趣，甚至还会憧憬着将来长大，挣好多钱，把所有想要的东西都买下来。

但是长大后就不一样了，小时候想要拥有的名牌跑鞋，长大后即便父母还是没有给他们买，但他们已经拥有了独立的经济能力。可此时摆在他们面前的已经不只是一双名牌跑鞋，太多的诱惑，也有太多他们想要得到的东西。

所以，拥有了决策自由权的同时，决策的难度也在不断攀升。从前的那种"车到山前必有路""哪怕剑走偏锋，也要尝试一回"的心理在悄悄消失，失去了对未知的无限渴望和追求无限可能性而产生的强烈刺激感的基础。

❤ 如何选择才能拥有幸福感？

假设现在就有两个选择摆在你的面前，一个是年薪超过十万的工作，但你必须去一个完全陌生的城市；另一个是年薪只有六万的工作，但你不必离开现在的城市。在其他条件都相同的情况下，你会怎么选择呢？我想很少有人会立即做出决策，总要经过一番思想挣扎。正所谓有得必有失，天下真的很难有"掉馅饼"之类的事情发生。

在你做决策之前，对前一份工作的幸福感预测可能会集中在年薪这个比较诱人的数字上，而对后一份工作的幸福感预测会集中在你不必离开现在的城市。最终你会选择哪一份工作，就完全取决于你更倾向于超过十万的年薪的幸福感，还是不必离开当前熟悉的城市的幸福感了。

心理学研究指出，现代人之所以越活越不快乐，是因为他们总是觉得自己曾经做出的选择是错的，不够完美的，甚至一度感叹："要是当时我……就好了"或"如果我当时……会不会更好呢"，这样的想法无疑将自己推向了不快乐的境地，同时也阻断了人工快乐的合成。

基于此，心理学家指出，如果人们能够预测到决策将会带来的结果，便会做出正确的决策，而不必再为此感到不幸福和不快乐了。决策过程中容易出现的四大偏差会影响到决策的幸福感；而反过来，如果人们能够成功降低这四大偏差的影响力，那决策的幸福感就会有所提高。

第一，影响我们做决策的是情绪偏差。 情绪这个东西总是令人捉摸不透的，它可以瞬间产生、瞬间消失，也会酝酿产生而持续很长一段时间。但不管时间长短，它都会影响到决策。比如，我们总是会在饥饿的时候看到什么都觉得好吃，结果在超市里一买就是一大包，可回家之后饥饿感消失了，便会发现很多都是垃圾食品；或者我们在高兴的时候会觉得周围的人都非常友好和善良，但当我们情绪消沉时，似乎周围的每一个人都在和自己作对，越是这样就越是难以高兴起来。心理学家研究指出，情绪会影响和限制人们的认知状态，使人难以体会做出正确决策之后的感觉，进而导致决策偏差。

避免情绪偏差最好的方法是，把我们在做决策过程中产生的情绪都写在

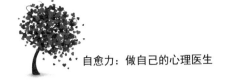

一张纸上，然后再与我们希望决策之后获得的情绪体验做比较，两者的差距如果很大，也就意味着我们的决策是不正确的。这可以帮助我们判断什么样的决策才会真正让我们感到快乐和幸福。

第二，影响偏差的存在使得人们总是过高地预估了某些事件对他们的情绪的影响力。 曾有实验表明，两个关系不好的人，在绝交几个月后，关系并不会如预期中的糟糕；一样的道理，某项决策在做出之后也不会有如我们预期中的幸福感或不愉快。

要想避免影响偏差，最好是先不要把我们对某件事情的评判焦点过分集中，而是要尽量放宽，不要总是认为我们的不愉快都是因为这件事或这项决策，而是要充分考虑到其他事件的存在。告诉自己，即便是别的选择也同样会带来不同的困扰，进而降低我们的评估值，避免某些比较极端的看法和影响。

第三，记忆力偏差也是影响决策的一大要素。 大脑总是会记住人们经历过的事情，并将这些经验作为某项决定的试金石，比如，当一个人有过交通事故的经历后，他/她会在某次汽车爆胎时想到极端悲惨的境遇，而其他的人就不会这样极端。此时，越是担心会出现严重事故的人就越是忐忑不安，往往影响他/她做出正确的决策。

避免记忆力偏差的办法一般是，多回忆一些相关经历，而并不仅仅是那些极端悲惨的记忆，当你觉得事情不会每次都那么糟糕时，情况就会好很多；同时，也要尽量清醒地面对你当前的记忆，如果都是消极的，不妨找些比较积极的回忆来进行综合。

第四，决策中的信念偏差也会影响到最终的决策幸福感。 生活阅历逐渐丰富是一件好事，不少人会在潜意识里凭借那些阅历给自己建立一种情景模式，即什么样的场景会令自己变得开心，什么样的场景会让自己烦闷等。但实际上，当一个不怎么愉快的经历紧随在一个十分愉快的经历之后时，那个不怎么愉快的经历就会被划入令自己烦闷的板块之中；或者一个不怎么愉快的经历紧随在一个十分不好的经历之后，那么，那个不怎么愉快的经历便会被划进令自己开心的板块之中了。这就会导致后续决策出现一系列失误。

此外，当一个人面对多种选择时，决策的幸福感也会降低。就好比有两个女孩，一个爱打扮，衣柜里总是有穿不完的漂亮衣服，但是她每天出门前都要思前想后，犹豫一个多钟头，因为衣服太多，她不知道该穿哪一件；而另外一个女孩也爱打扮，但是她的衣柜里只有七套衣服，因为选择不多，所以她也就不用每天出门前为穿什么衣服而烦恼。这其实就是我们在前面提到的阻断人工快乐的一大元凶。

要想避免信念偏差，增强决策的幸福感，不妨问问自己："让我真正快乐的是什么？"分清楚哪些是真快乐，哪些是假快乐，不要随意给自己建立错误的"情景模式"。此外，减少可供对比的对象，当你明知如此会平添烦恼，还要故意为之，那就是自寻烦恼。

有研究指出，当人们对某种经历体验得太多，满足度就会达到饱和。也就是说，某件事情经历的次数过多，能够带给人们的满足感就会大大降低。所以，不妨尝试一下新事物，让自己时刻处在对未来未知的状态，神秘感会增强满足感，也会提升幸福感。

第三节　病真的是由"心"而生吗？

最近几年，一种"病由心生"的说法甚为普遍，很多爱好养生的人一谈到疾病，首先都会说到这个词。虽然大家已经开始接受这种观点，但依旧不明

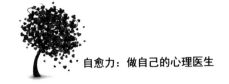

白其中的缘由。

有这样一个很奇怪的例子：澳大利亚 24 岁的青年大卫·沃德接受了心脏移植手术，手术成功后他也逐渐康复起来。可奇怪的是，他以前是一个不爱吃油腻、油炸等高热量垃圾食品的人，而手术之后，他开始有了想要吃那些食物的强烈欲望，比如汉堡、油炸土豆等。专家认为，这是因为他接受了一位爱吃油炸食品的人的心脏。

科学已经证明，70%的心脏移植患者在进行过手术之后个性特征发生转变，并开始表现出捐赠者的特质。这是因为人的心脏具备记忆功能，并且是除了人脑之外的另一个具备贮备记忆和个人特征功能的人体器官。

科学家还发现，在日益激烈的社会竞争中，人们的生活、工作节奏在不断加快，压力随之越来越大，心也就随着大脑一起进行了一场场思维活动。因而，很多时候，人们觉得大脑疲劳、身体疲劳的同时，其实感到累的应该还有心。

美国职业医师约翰·辛德勒经过实验研究认为，人类 76% 以上的疾病都是由不良情绪引起。情绪和身体之间存在最为直接的关联——愤怒的情绪会直接导致人的血压急剧上升，而血压上升的最直接、最恶劣的后果就是血管破裂，轻则中风，重则死亡。心脑血管破裂、堵塞就有可能诱发猝死或者心肌梗死，导致死亡。

为了证明"病由心生"的真实性，我们有必要对生活中比较常见的现象做一些了解。

首先，如果单就我们生活中比较常见的轻微现象来说的话，身体某个部位的肌肉出现酸疼，这其实正是情绪造成的：因为不良的情绪往往会通过骨骼肌和体内器官的肌肉紧张收缩表现出来，不良情绪持续的时间越长，就意味着肌肉紧张持续的时间越长，有时候甚至还会出现不间断的机械性重复。久而久之，就会导致相关部位的肌肉出现疼痛。

其次，不良情绪还会引起皮肤病。研究发现，不良情绪会促使皮下血管出现持续性挤压，进而引起皮炎。当血管紧缩，部分血清便会由血管的薄壁挤压出去，在皮肤组织上形成聚集。刚开始时，皮肤表层会有紧绷感，进而出现红色斑点；当血清达到足够数量后，情绪性皮炎就出现了，并且这种病可以出现在人体的任意部位。

约翰·辛德勒曾有一位年过七旬的老年病人。据了解，在他 68 岁之前并未有过任何皮肤病，但在 67 岁时，他的妻子过世，68 岁的他另娶了一位与自己同龄的妻子。在俩人度蜜月的时候，他首次患上了皮炎。皮炎在蜜月结束后越发严重了。于是，他找到约翰·辛德勒医师寻求帮助，并最终住院接受治疗。住院期间，病情得以好转，可出院回家后，病情再次发作。

有一次，他因为公务出差去一个小镇，在那里他的皮炎在没有接受任何药物治疗的情况下痊愈了，可是，回到家后不久又再次发作，最后不得不再次住院。接下来，他又去了另外一个更遥远的小镇出差，相同的情况再次出现，皮炎在不到一周的时间内就痊愈了。一个偶然的机会，他的妻子不得不离开家去照顾一个生病的亲戚，他回到家后，再次发作的皮炎在妻子离开家的那段时间居然又痊愈了。至此，他的皮炎病因似乎才真正清晰。

约翰·辛德勒问他："在你与你的第二位妻子一起度蜜月的时候，你觉得她怎么样？"他想也没想就回答说："她简直让我无法忍受，性情专横跋扈。"他的回答正印证了约翰·辛德勒医师的猜想。后来，他的妻子得知了事情的原因，震惊之余表示自己会改变。事实证明，这位女士的改变很明显，而她丈夫的皮炎症状也一点点地好起来。

第三，为什么很多人在心情不好的时候就很难进食？原因还是因为情绪。研究发现，多数患有胃病的人，其实都不是胃部本身的问题，大都是因为不良

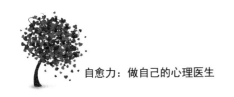

情绪而引起的胃部肌肉疼痛。相信我们很多人都会在心情大好时胃口大开，而在情绪低落时没有食欲，即便勉强进食，也会出现消化问题。

在世界著名的医疗机构梅奥诊所中，有一位很特殊的病人——诊所的一位医师。他在诊所中与他的病人们打交道时，胃部总是会毫无征兆地疼起来，并且越是繁忙，胃部就越是疼痛。作为一名医师，他深知自己的胃痛是什么原因引起的。后来只要有空，他就会乘坐开往另外一座城市的火车，而且效果很明显，离开诊所所在的罗切斯特市之后，他的胃痛就会奇迹般地消失。对于这种现象，他解释说："因为我知道我已经离开了那座令我讨厌的城市。"

第四，不良情绪不但能够影响到胃部，也同样对胃部下面的结肠产生作用。研究发现，情绪的变化在结肠上的反应是最为明显的，情绪一旦陷入不良状态，结肠就会打结。约翰·辛德勒医师认为，人的某些情绪每次都会以一种相同的方式在身体上表现出来。譬如，有的人在情绪极度低落时会出现肩膀部位肌肉收缩疼痛，那么，这两者就会形成对应关系，日后一旦情绪陷入低落状态，肩部肌肉就会跟着疼痛起来。同样的道理，结肠部位也是一样，受到不良情绪的影响，结肠部位很可能会出现痉挛，并且这种痉挛也在不知不觉中反映着该种特定的情绪变化。

这里有必要知道的是，假如这种疼痛的部位是在腹部上方右侧结肠的话，那这种结肠痉挛性疼痛就和胆结石的某些症状几乎一致了。日常生活中，也有很多人会误以为自己患上了胆结石，实际上，如果胆囊一切正常，就可以断定是情绪引起的。此时，为了缓解或清除疼痛，就要找到引起不良情绪的源头，掐断病源才是康复的根本方法。

其实，情绪总是会将身体上的某种疼痛放大至无限。纽约著名主治医师利伯博士认为，有部分人对疼痛的感觉要比其他人更加敏感，这并非是因为他们大惊小怪，而是他们确实能够比其他人更加容易感觉到疼痛。比如，按压一个人的茎突（位于耳垂下方颌骨后面），对疼痛敏感的人会大声尖叫，而不敏感的人则没有什么强烈的感觉。对前者来说，假如他们的肠道出现比较正常的蠕动收缩，基本上都被视为一种生理疼痛。

生活中的疼痛其实无处不在，我们每天都要面对很多，但如果我们总是把注意力集中在这些疼痛上面，那么，疼痛势必会越来越严重；越是关注疼痛，疼痛就越会成为我们精神和思维的一部分。疼痛越是厉害，精神也会越紧张，如此循环，直到最后疼痛被放大，甚至真的就是如此了。这也是为什么心情愉快时，哪怕手上被划出一道大口子都不会觉得怎么样，但心情不好、精神紧张时，就连一块小小的擦伤都会疼痛难忍。

最后，情绪也是糖尿病的主谋之一。 研究发现，人如果长期受不良情绪的影响，胰岛素就会分泌不足，当这种情况被固定下来，便会引发糖尿病。当然，一般的不良情绪是起不了什么作用的，只有在该情绪的长时间反复刺激下，才会出现诱发糖尿病的风险。

虽然并非所有人都会因为情绪不好而患上糖尿病，也并非所有的糖尿病患者都是因为情绪的原因，但事实上，糖尿病不是一种单一病因的疾病，而是一种由多种因素综合作用而形成的综合征。除了情绪之外，还有遗传、环境以及自身状况等因素。专家认为，从人体胰岛 B 细胞合成与分泌胰岛素，到经过血液循环抵达体内的各个组织器官的靶细胞，再与特异受体结合，进而引发细胞内部物质代谢的效应，在这整个过程中，任何一个环节出现错误，都有可能引起糖尿病。

比如，爱生气的人更容易患上糖尿病。原因是人类的肝脏在遭遇外界精神刺激时，就会在疏泄功能方面出现异常。而饮食的消化必须结合脾的运化功能和肝脏的疏泄共同作用。一般正常的消化会使身体的各个脏腑组织都得到充

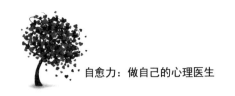

分的营养，这样才能维持人体正常的生理功能；但假如肝脏在气愤的情绪刺激下出现功能异常，就会影响脾的运化功能，胰岛素不能充分分泌，进而引起糖代谢紊乱，诱发糖尿病。

有研究指出，如果人们每天都保持一份好心情，不因为一点点小事而生气，在血液中便会产生一种有益于健康的化合物。如果一个人既爱生气，又不容易消气，此时严重的话就有生命危险。当然，我们也见过很多爱生气的人同样有一个很棒的身体，唯一的解释就是他们会及时、迅速地消气。这样的人生气和消气的过程其实正是排泄不良情绪的过程，他们生气的时间尤其短暂，并且善于自我调节，情绪状态基本上都保持在十分乐观的最佳状态。

病由心生已经不再只是一个成语，它还暗示了一个人的心理状况和身体健康之间的关系。研究指出，性格暴躁、易怒、爱生气而又不会及时消气的人，多患有高血压、心脏病、糖尿病；性格内向、不善言辞、抑郁的人多半都患有湿疹或癌症等疾病；而性情温和，持有一颗平常心的人就不容易生病。

如果你刚巧是一个脾气暴躁或者心理压抑的人，那就要从今天开始慢慢改变这些性格上的不足，尝试着去做一个平心静气、温和的人。都说"江山易改，禀性难移"，但你可以告诉自己：我并不是要改变性格，那确实很难改变，但我可以改变我自己的心态，心态澄明了，看事情的眼光变了，以前那些能够轻易触动我的愤怒神经的人或事，就不会再点燃我的怒火了；那些曾令我心情烦闷的人或事，也都不再是什么事儿了。

约翰·辛德勒医师还指出，健康身心的前提和基础是一颗成熟的心。因为心理的成熟就意味着你不会再轻易地被情绪牵着鼻子走，能够理智、有效地控制自我，也就获得了身心的解放和自由。

第四节　压力来自何处？

前段时间看到一则新闻报道，一名男子身穿运动服在某高校校园内打球，等他下场后，会趁周围人不注意，取走别人放在地上的钱包或手机等物品，后来被民警抓获，并在他的家中找到49部款式各异的手机以及几个钱包，而钱包内的现金、银行卡、身份证等物品都原封不动地放着。一般情况下小偷偷完东西肯定会在第一时间找买家，将偷来的东西卖掉，但这个小偷却将它们完好地保存着。问及原因时，他说了一句令民警大跌眼镜的话——我压力太大了！

因为压力大偷东西？这种说法实在令人难以相信。但小偷强调，信不信这都是实话。尽管这种说法是真是假难以判断，但专家研究发现，人在压力大的情况下，确实会做出一些异常行为，尤其是面对诱惑时，往往会不由自主地选择屈从。

研究显示，即便是一些轻微的压力，人的大脑中负责自我控制的神经回路都会变得非常敏感；一旦这个回路在压力的作用下陷入停顿状态，那么人们的原始冲动将不受控制。在人脑中，在紧贴着前额的背面，有一个被称作前额叶皮层的部位，这是控制力的执行中枢所在的地方，起着抑制冲动的作用。

一般情况下，没有压力时，前额叶皮层将产生一些信号，传输到大脑的深处，比如对日常饮食习惯加以控制的纹状体、对饮食欲望以及性欲加以控制的下丘脑、对情绪加以调节和控制的杏仁核等；并且，前额叶皮层还控制着脑干对压力的反应，比如产生去甲肾上腺素和多巴胺的神经元的活动，适当的去甲肾上腺素和多巴胺结合一些受体，并且多巴胺还会使与前额叶皮层之间的连接得以强化。

而在压力产生的时候，人们最基本的自控能力就会下降，并且此时的情

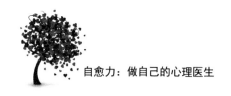

绪也会变得更加负面化。这是因为控制情绪的杏仁核受到压力的作用，产生了过量的去甲肾上腺素和多巴胺，导致前额叶皮层功能失调。

近期，一项新的研究表明，当巨大的或者不可控制的压力降临时，会引发一系列神经化学反应，削弱前额叶皮层的功能，加大进化相对比较缓慢的大脑区域的影响力。最新一项研究发现了压力状态下的人体生理活动状况，即面对压力，人们所产生的反应不但是因为一种原始的神经冲动影响了大脑中的某些部位，而且压力的存在还会影响灵长类动物大脑中最发达的部位，使最高级的大脑功能受到严重削弱。换句话说，就是大脑把思维和情感的控制权转移到了原始部位，进而引发一系列不受现代人理性控制的行为，比如暴饮暴食、酗酒、疯狂购物等，在这种情况下，人们就是失控的。

既然压力会让人的自控力下降，甚至消失，那么，压力又为什么会引起欲望呢？科学家曾经做过这样一个实验，在实验中，科学家要求实验对象想象自己正在面临巨大的压力，比如有烟瘾的人去看牙医，结果抽烟的欲望异常强烈；让喜欢暴饮暴食的人去做一个演讲报告，结果他们对高脂肪、高糖分的食物表现出了强烈的渴望。这就像是一种自卫，当危险来临时，我们会第一时间选择自我保护，而在低落情绪降临时，大脑也会想要保护自己，于是下令让你去做一些可以为自己带来快乐的事情，可以说，这是一种本能。

神经科学家已经证实，压力应当包括愤怒、焦虑、悲伤、自我否定等负面的情绪，促使大脑出现寻求"肯定"的状态，于是随着压力的不断增大，这种寻求"肯定"的渴望就会越来越强烈。比如，一个改邪归正后的扒手在与家人或朋友发生摩擦时，甚至只是回忆起，那么，在他的大脑中就开始极度需要这种"肯定"，并确信只有这样才是唯一能够使自己快乐起来的方式；此时大脑还会释放出压力荷尔蒙，大大提高多巴胺神经元的兴奋度，这种兴奋意味着，在他面前所有的诱惑都比平时更加难以抵抗。

也有经济学家对类似现象做了研究，发现那些原本就对自己的经济能力感到担忧的女性，往往会选择通过疯狂购物来排遣内心的焦虑和不安。为什么会是购物？这不是加重了她们的经济负担吗？焦虑情绪最终无法得到彻底缓解。但是大脑认为，这是使她暂时获得快乐的最佳途径。

当一个正在减肥的人经过长期的努力依旧没有明显效果时，他们会感到挫败和自卑，而这些人往往很难继续坚持，而是再次回到以前的生活状态，用暴饮暴食来抚慰自己的情绪；而一个患有拖延症的人面对远远落后的进度时，他感到极度焦虑不安，这种焦虑的情绪会促使他继续拖延，而不是奋起直追。在无数个案例中，压力总是会摧毁自控力。

可见，过度的压力确实会严重损害存在于大脑之中的高级执行区域的特有功能。美国心理学家协会调查发现，缓解压力最为常见的方法就是激活大脑的"奖励"系统，由此使大脑感受到被肯定的快乐，比如吃东西、抽烟、购物、打游戏等。

耶鲁大学教授做过一项动物测试，研究表明，在紧张的状态下，前额叶皮层中的神经元信号发生改变，会快速切断前额叶皮层的功能。而与此相反的是，大脑深处的区域会在这个时候发挥更为强大的控制力，多巴胺被传送到大脑深处的一系列结构之中，并调节着人们的日常欲望、情绪以及运动反应等。这会让我们在做某件事情时不至于出现意外，但同时也会让我们对一些喜欢的事物上瘾。

前额叶皮层通过一种锥形细胞组成的庞大的内部网络来实现其功能，与其距离较远的大脑区域相连接。由压力引起的应激反应会促使前额叶皮层功能减弱，甚至关闭，也就是说，当大量的神经递质或应激激素刺激到神经元时，

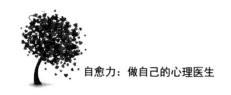
会促使神经元之间的连接发生中断，抑制神经元的活性。

我们的大脑高级功能被抑制时，原始的神经回路就会在危险的时候及时站出来制止，或者让危险中的人们快速逃走。这就好比人们在面对迎面飞速而来的轿车时，本能地躲到路边一样。但专家指出，假如人们长期处在这样的状态下，前额叶皮层的功能会逐渐减弱，严重影响人体机能。

现代社会，持续不断的压力给年轻人带来超乎寻常的心理重压，逻辑思维减弱，甚至丧失，当在工作中遇到困难，人际关系处理不好，文稿写不出来，演讲失败，或在规定时间内无法完成工作任务时，情绪上的一系列负面效应就会接踵而至，郁闷、紧张、憋屈、思维停顿、焦虑、抓狂，甚至抱头痛哭、大声尖叫等。

实际上，寻求心灵解脱和追求快乐原本就是一种很正常并且健康的生存机制，可是当得到这种快乐和解脱之后，人们还是会陷入无休止的恶性循环之中。美国心理学家协会在全国范围内做了一项关于压力的实验，结果发现，那些被认为最常用的解压方式恰巧是当事人觉得最没有效果的。那些选择在情绪焦虑时吃东西的人，只有16%的人觉得有效；女性在感到抑郁时吃巧克力，这也是她们用来解压的重要途径，但事实证明，她们在吃完巧克力之后产生的罪恶感更加强烈。

面对这种情况，科学家为了保持神经控制中心的平稳运行设计了一些方案，并提出在大脑从"思考型"向"反射型"退化的思维模式中寻找治疗应激障碍的有效方法。研究证明，那些服过兵役或接受过急救训练的人，都在一定程度上拥有求生必需的反应，也就是说，这类训练可以让大脑深处的一系列神经结构（也叫做基底神经节）或其他的大脑结构学会求生的自发反应；动物实验还表明，小动物们如果在青春期就能够从容面对一般性压力，那么在今后的成长过程中往往就能处理好各类压力；而在针对人类的研究中，发现小孩子如果在压力中不断感到挫败，那么他们在长大之后对压力就会格外的敏感，在负面情绪的干扰下就很难自拔；那些政治家如果在听众面前从容不迫，那么当他们公开做演讲时就会很兴奋，但其他人往往会感到惶恐不安，甚至脑袋一片空白。

科学家们分析出几种治疗手段，比如一种叫哌唑嗪的药物，它本来用于治疗高血压，可以阻止去甲肾上腺素的负面影响，科学家正在用于测试，成功后或许能够用来防治嗜酒后的强迫购物症。近期，美国耶鲁大学雪莉·麦基做了一项研究，发现胍法辛也可以在一定程度上抵制压力带来的反应。胍法辛是另外一种治疗高血压的药物，它可以使前额叶皮层神经网络的功能加强，帮助那些在压力状态下产生烟瘾的人加强自控力。

面对压力失去自控力的人很多，也有不少人因为承受不了长期的巨大压力而选择结束生命。曾有专项调查显示，医生的自杀率超出常人 3.4 倍，其中女医生的自杀率高达 5.7 倍；12% 的医生患过抑郁症，在众多护士中，67% 经常感觉心情不好，58% 会有挫败感，49% 有焦虑情绪。

我们如何才能成功控制自己的情绪，不受负面情绪的摆布呢？科学家指出，或许应该了解一下大脑在压力状态下的反应模式，这有助于加强自我控制感。美国心理学家发现，有效的解压方式有很多，比如参加体育锻炼、阅读、娱乐、外出散步、与家人一起聚聚、按摩、冥想、瑜伽、祈祷等；而最没有效果并会带来恶性循环的解压方式是抽烟、酗酒、购物、赌博、上网打游戏、暴饮暴食。

专家解释说，有效与无效的解压方式中，最大的区别在于，增加大脑中改善情绪的化学物质，譬如血清素、γ- 氨基丁酸等，这些都是能够使人感到情绪良好

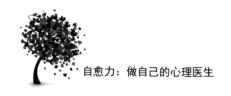

的催产素，并让大脑不再对压力产生反应，减少人体内的压力荷尔蒙；而释放多巴胺常常使人兴奋，给人造成错觉，以为这种兴奋正是人们所追求的快乐。

所以，在面临压力的时候，最好的办法还是提醒自己究竟什么才会让你长久快乐，而并非短暂的兴奋。

当然，面对压力时，也并非所有人都会被欲望控制，在高速发展的现代社会中，面对工作、生活压力，也有人懂得巧妙地调节自己，并且依旧活得轻松快乐。科学家对这种现象也进行了研究，发现这不仅受性格的影响，甚至与遗传因素也脱不了干系。

研究发现，遗传因素或曾经的巨大压力都会使人变得更加脆弱。正常情况下，当前额叶皮层掌管高级认知功能的神经回路被多巴胺与去甲肾上腺素"关闭"时，人体中的酶会将其分解，并使这种关闭状态不会持续很长时间；但科学家发现一种基因突变会削弱这种酶的分解能力，那么，携带有这种突变基因的人便会受到负面情绪的影响，严重时还会罹患心理疾病。此外，类似于铅中毒这种环境因素也会使人变得比平时脆弱。

美国西奈山医学院的约翰·莫里森及其同事们通过实验研究发现，压力会影响前额叶皮层的功能，而一旦压力消失，所有功能还可以恢复正常。但如果压力过大或长期持续，那么前额叶皮层的恢复能力就会下降，直至消失。

也就是说，当前额叶皮层遭受长期巨大的刺激，前额叶皮层就会萎缩，人们也就失去了自控能力。研究还发现，性别其实也是一个非常重要的因素，因为它决定着面对压力的应对能力。专家解释，女性在压力面前会表现出比男性更高的敏感性，这很有可能是受到了她们体内的雌激素的影响。

第五节　内向是性格缺陷吗?

一些不了解内向者的人，总是会认为他们不友好，难以接触，不合群，交际能力欠缺，沉默寡言，不适合现代城市生活，更适宜过隐居生活；有些人甚至认为，内向是性格缺陷，内向的人大多都有心理问题等。事实上，内向者有着众人所不知道的潜能和优势，那并不是性格缺陷，而是上天赋予的一项特殊才能。他们安静，喜欢沉思，与那些健谈、喜欢大声说话、喜欢热闹的外向者比起来，确实是人群中不容易被注意到的个体。

有研究发现，世界上有57%的人是内向者，此外，也有部分持不同意见的研究，认为世界上的内向者有25%或50%。虽然数据不统一，但至少我们确信，世界上绝不仅仅只有你一个人是内向者；即便内向者并不一定都是具有天赋的人，但至少我们知道，在那些天赋超凡的人中，绝大多数都是内向者。

内向与害羞其实是两回事。害羞的意思是尴尬和不舒适，在有人的场合不适应，而内向就不会有这样的感觉，在人多的地方依旧感觉很舒适，只是他们一般都选择沉默和倾听而已。内向和外向也有区别，内向的人在独自一人时会感觉精力充沛，而在人多时却感到疲惫；而外向的人在人多时反而异常活跃，但在独自一人时会感觉疲惫和无聊。

所以，那些伟大的发明家、著名的艺术家、思想家，包括作家，多数都是内向者，因为他们可以在独处时拥有动力和精力，思维活跃，在自己的思想领域中探索新事物，发现新世界，而不是如外向者般感觉无聊和颓废。当然，很多内向者也从事了那些需要与众多对象打交道的工作，比如传媒工作、汽车销售等，这也证实了内向者的交际能力并非如很多人想象的那么差。

在《内向者的优势》一书中，作者马蒂·兰妮博士指出，内向者一般是

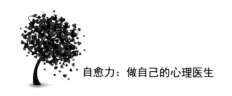

很享受独处的时光，对交情较深的朋友不失关怀，不拒绝参加一些活动，在活动上即便表现活跃，也不失淡定和沉静，三思再言，是一名很不错的倾听者。而他们在回家后会感到筋疲力尽，但不久后又会恢复精力，享受一个人的独处时光。而外向者就比较喜欢在公共场合成为大众关注的焦点，喜欢结识新朋友，善于闲聊，说话做事前基本不会思考。

而在该书中重点阐述了内向者的某些优势，她认为，内向者独立、自省、责任感强、具有创造力、灵活聪明、做事容易集中精力并愿意刻苦，与内向者交朋友，友谊更深也更持久，与之共事时关系融洽。

可见，内向者拥有外向者无法比拟的优势，内向并不是性格缺陷，他们与外向者的最鲜明区别就是内向者的动力源于自己，而外向者的动力源自外界。如果你是一名内向者，你应该为自己的天赋而感到开心和欣慰，并积极去发挥这方面的优势。这样的话，你的朋友不会比外向者少，甚至可以拥有多个知己，这是外向者很难做到的。

如果你是个外向者，那也没关系，因为很多内向者还是很羡慕你的，并且你的潜能也是一座宝库，值得继续开发，而且你会活得很自在、很轻松。试想，如果这个世界上的人都是内向者，那世界也未免太静谧了，而只有外向的你才能起到这种平衡的协调作用。

第二章

情绪自治——做优秀的情绪管理者

情绪是一种很善变的东西，很多人在不知不觉中深受困扰。情绪如果起伏过大，也会引发心理疾病，带来不可估量的身心健康损伤。因此，做自己的心理医生首先要成为一位优秀的情绪管理者。愤怒时最好的发泄方式是什么？如何避免生活和工作中的情绪化？当别人对你实施情绪渗透和语言暴力，你该如何避免受其影响？这是本章将要重点讲述的内容，助你成为自己情绪的管理者。

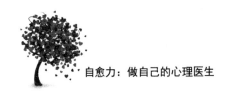

第一节　终结情绪化

❤ 你是情绪化的人吗？

情绪化其实是指一个人因为过分敏感而在某些微不足道的小事上伤神，从而引起比较大的情绪波动，也是一个人在失去理性的状态下所产生的某些行为。我们知道，情绪对一个人的事业、生活以及自身健康都有十分重要的影响，一些不正常的情绪变化还可能会引发一系列疾病，而情绪化的人往往是情绪在某种程度上的不成熟而导致的情绪不稳定现象。

心理学家认为，情绪不稳定是由于个体心理素质较差引起的。这类人不但会因此给自己的心理造成一定伤害，还会给工作和生活，乃至人际关系带来极大的负面影响，比如人们常说的感情用事，其实就是情绪化的感情冲动，甚至做出一些缺乏理智的行为，即便没有出现十分明显的恶果，但已经伤害了别人的感情，也给自己留下了隐患。

研究认为，总是习惯感情用事的人在为人处世方面是非常情绪化的，带有比较强烈的感情色彩，缺乏对现实的衡量。一时之间的强烈刺激导致冲动的行为，也是一种对他人持有偏见、缺乏实事求是的诚意，一遇抵制就开始走极端的行为表现。这类人在性格上是倾向于情绪型的，一言一行都要受情绪的牵引和控制，在情绪冲动的瞬间，可能失去理智，做出一些害人害己的事，交往中断或友情破裂，甚至造成财物损失等。即便事后冷静下来也会后悔，觉得自己不该冲动，但他们因为爱面子，所以不愿服软示弱。而从自身内心角度看，他们时常会处在矛盾与挣扎之中。商业智商不高是他们的弱势，所以在商场上很容易成为他人利用的对象；做决策时也不够理性，很容易错失良机。

其实，在现实生活中，情绪化的现象已经很普遍了，人人都有情绪不好的时候，那怎么判断自己是否有情绪化的表现呢？心理学家认为，一般情绪化在行为方面有以下几大特征：

一是缺乏理智性。情绪化的人一般都有一个很重要的共性，即"跟着感觉走"，并且是"被情绪牵着鼻子走"，这种缺乏独立思考的、没有理智的行为，是不够成熟的。理智是人类区别于其他动物的一大关键特征，人的行为应该是有计划性、目的性和有意识性的外部活动。

二是行为的冲动性。情绪化不仅在情绪上的波动较大，并且意志力薄弱，很容易冲动，如同一只气球被尖物碰到就会立即爆破一般，该行为带来的后果也具有一定的破坏性。

三是行为的不稳定性。每个人都有自己的性格和行为模式，通常情况下是比较稳定的，但情绪化的人在行为表现上就具有多变性，不稳定，喜怒哀乐变化无常。

四是行为的攻击性。情绪化的人都不能忍受挫折以及由此而产生的愤怒情绪，进而向对方发起攻击，只不过这种攻击不一定是人身攻击，也可能是语言或表情等方面的攻击，比如嘲讽、摆脸色等。

五是行为的情境性。情绪化的人经常会受到生活中某些与自己切身利益相关的刺激的左右，一旦有满足了自己需求的刺激出现，便会十分高兴，反之

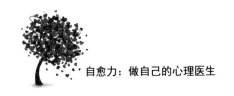

便会异常不快，甚至是愤怒。假如有人故意设置一些情境摆在这类人面前，那他们多半就会被操控，甚至上当受骗。

摆脱情绪化的小技巧

相传有一个叫爱地巴的年轻人，虽然他不会经常发脾气，但却总是对别人的某些言行感到不满、气愤，情绪激动时还会与人发生争执。后来，每次只要发生类似的情况，他都会掉头跑回家去，然后在自己家的屋子、田地周围跑上三圈。等跑完之后，心中就会一片平静。就这样，每次只要情绪有所波动和起伏，他就用这种方法使自己平静下来，恢复之前的平常心态。

在以后的日子里，随着爱地巴家的房屋越来越大，田地的范围也越来越大，每次绕圈跑都会使爱地巴累得气喘吁吁，但是他从来都没有放弃过这个习惯。后来，爱地巴老了，当某天他实在忍受不了争吵时，便拄着拐杖绕着房屋和田地慢慢地走三圈，走完天已经黑了，而他的心情也好了许多。

爱地巴有个可爱的孙子，他见爷爷这么大年纪还这样，便奇怪地问："爷爷，为什么你心情一不好就要绕着咱家的房子走？有什么秘密吗？"爱地巴爬满皱纹的脸上露出了笑容，他说："当我年轻的时候，只要一和别人生气，就会绕着房屋和田地跑上三圈，一边跑着，一边在心里想'我的房子这么小，土地这么少，哪有闲工夫与别人生气呢？还不如将时间用在有实际意义的事情上'。于是，我就努力地劳作。当我渐渐老了的时候，房子也慢慢大了起来，土地也变多了，这个时候如果生气，我还是会绕它们三圈，一边走着，一边在心里想'我的房子这么大，土地这么多，干吗还要和别人生气呢？'于是，也就不再生气了。"

爱地巴就这样在自己的房子和土地前成功地将"生气"转化成了"不生气"，完成了他情绪上的心理调适。

虽然这只是一则传说，但却给了我们一个启示，那就是我们要用适合自己的方式，消除心理波动，避免情绪上的大起大落。

下面是心理学家给现代人的建议，帮助大家在情绪低落时有效克服和终结负面情绪的影响：

1. 要经常给自己的情绪充充电。如果你时常感到精疲力竭，开心不起来，不妨想想自己是不是都在努力地迎合他人，把你自己的某些正能量都传送给了别人，自己却因为"电量不足"而失去精神头和开心的力气？如果是这样，不妨偶尔"自私"一下，允许自己躲在一个只属于自己的角落中，好好"犒劳"自己一番，为"电量不足的电池"充充电。只有积蓄了一定的能量之后，你才能再次传递体内的正能量。

2. 学会说"NO"。如果你发现自己的情绪往往是源自对他人的不满，却又不愿意直接表达出来，那就要学着拒绝了，乐于助人是好事，但也要在帮忙之前稍微衡量一下"你是否有足够的精力去帮助别人"、"对方是否真的非常需要你的帮助"、"这件事会不会给你的情绪造成较大影响"等。因为现实中确实有一些人不是自己不行，而是因为他们比较懒散。

3. 每天坚持写日记。一天下来，如果你被周围的事情搅得郁闷，不妨试着写写日记，把这一天中你包揽的所有不属于你自己的大事小事都写下来，包括是谁的事情、什么事情、你做了之后是否觉得开心、对你是否有益处等等。虽然这么做有点麻烦，但可以帮助你寻找自己情绪化的根源、正能量的去向。

4. 各个击破问题。很多时候我们烦闷或者情绪低落，其实都是因为对自己过去所做的事情怀有不满，尤其是女性。身为女性，心思细腻是与生俱来的，

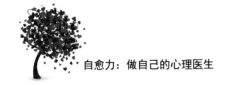

在处理问题时经常不够彻底，导致遗留的问题重重累积，愤怒、怨恨、悲伤等负面情绪也是越积越多。当眼前再出现一些比较麻烦的问题时，说不定便会将以往的所有情绪一次性释放，这样就有点可怕了。所以，与其这样，还不如果断一点，平时在解决问题时要彻底，各个击破，不给自己留下"后遗症"，才是明智之举。

5. **就事论事，快刀斩乱麻**。尝试着在做事时集中注意力，不瞻前顾后，或者在争吵时只就眼前之事做讨论，不去翻旧账，不要胡思乱想，就事论事的好处是较少对情绪产生更大的刺激源，有助于当事人更快地恢复平静。有的时候该说的还是要说，不要憋在心中积累负面情绪。如果某件事确实令你头疼，越想越想不通，不如暂时搁下，或者快速给自己一个决定，并告诉自己说不后悔，然后就去做自己喜欢的事情吧。

6. **不要担心和害怕**。如果你总是担心被拒绝、被超越，害怕不完美，害怕表现出真实的自己，害怕真实的内心被别人洞察……久而久之，你会变得负担重重，缺乏感知力和行动力，任何人的一句话、一个举动都会令你陷入情绪的低谷，操控你的情绪。所以，不要再害怕了，顺从自己的内心，不要让别人控制了你的情绪。

❤ 终结职场情绪化

情绪化会给工作效果带来很大影响，但是心理学家发现，职场上的情绪化并非一无是处，因为它们会警示人们在工作上出现的问题。

第一，当你感到厌倦时，那是因为对手上的工作没有足够的兴趣。在工作中，很多人都有类似的经历，当你感到情绪厌倦时，应当意识到这是因为目前的工作中存在自己不感兴趣的成分。厌倦在生理上的表现是感觉迟钝，注意力不集中，动作不协调，反应速度变慢等。

缓解或祛除厌倦情绪的方法是：将不感兴趣的部分分成几个小目标，逐个完成，这样就能够在每个小目标完成时获得成就感，进而提升兴趣；还可以将自己感兴趣的部分与不感兴趣的部分穿插进行，这样也可以缓解厌倦情绪，提升工作效率。

第二，当你开始焦虑时，是因为对自己缺乏自信。当焦虑感产生时，在生理上会表现为肾上腺素水平升高，内心害怕、不安，容易激动、发怒，对自己感到不满意。引发这类焦虑情绪的因素很多，比如工作不顺利、人际关系不好等，但这并不是你的错，没必要过分焦虑和担忧。此时要理智地意识到自己的焦虑情绪及其根本来源——现有的能力水平还达不到这份工作的要求，再进行下一步的自我调节。

缓解这类焦虑比较好的方法是：尝试与他人进行合作，对于能力不及的部分，或许对方可以帮到你；当然，还可以努力去寻找能力的缺口，然后尽力弥补，为下次的挑战做好充分准备。

第三，当你失落时，也许是因为当前的工作令你找不到价值感。工作无疑是占据我们时间最多的一个"工程"，有的人在工作中获得存在感，找到自信。当然，失落的情绪其实是每个人都不可避免的。比如，当工作占据了一个人本该属于自己的个人时间时，工作与生活便会出现失衡的状况，容易使人产生空虚的感觉，好像人生缺掉了一大块，这便是失落的情绪。人们会觉得空虚，没有价值感。不过，工作本身也会令一个人产生失落情绪，这个时候就要考虑这份工作是否对自己有意义了。

缓解这种失落情绪的办法是：做一些自认为有意义的事情，每天坚持去做；如果是因为工作的原因，不妨试着询问自己："我在这份工作中得到了什

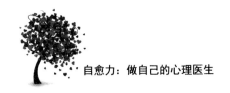

么？是金钱还是成就感？是挑战还是成熟的心智？"帮助自己挖掘出新的意义所在，然后用积极的心态去关注那些对自己有意义的部分。如果实在不行，就只有换一份自己喜欢的、自认为有意义的工作了。

此外，专家还提出了一些缓解工作上的负面情绪、调节和放松心情的建议：

1. 多和同事们相处。不管是去吃饭，还是在某个地方遇见，都要主动和同事问好，尝试多参加一些同事聚会，不要让自己被孤立起来。

2. 学会和不喜欢你的老板相处。如果你发现老板对你有意见，不喜欢你，那你只好接受并且最好不要感情用事，因为你是在工作，是想成就自己的事业，所以，不必在这个地方投入过多的私人感情。相信只要你的业绩够好，能够优秀完成老板想要你做的事情，他会对你刮目相看的。

3. 早点出门上班，留给自己充裕的时间。不要总是急匆匆地离开家，到达公司即便不迟到，也差不多了，此时你一定会感到有压力的。与其如此，不如早点出门，留出充裕的时间，准备开始一天的工作。这样不仅心态轻松，一整天的心情也不会差。

4. 积极化解工作压力。当工作给你压力时，不妨找些放松的小方法给自己减压，比如在车上听听舒缓的音乐，或者进行一些户外运动来释放压力，回到家后也可以看点娱乐性质的节目，尽量不要把工作上的情绪带回家中，多和家人或朋友交流、谈心。

5. 养成健康的工作、生活习惯，保持乐观、积极的心态。

终结生活情绪化

某家公司的董事长在会议上向员工们允诺，为了重整公司业务，他以后会每天早到晚归，希望大家也都开始积极行动起来。但话出口没多久，有天早上这位董事长因为看晨报忘记了时间，眼看就要迟到了。为了尽快赶到，他在公路上驾车行驶时超速了，被警察发现后开了罚单，最后还是晚了。结果到了公司后，为了转移员工们的注意力，也想发泄心中的怒火，这位董事长想起了昨晚看过的文件，就将销售部经理叫到了办公室，对该部门的销售业绩表示严重不满，并把这位经理狠狠地训斥了一顿。原本就没有什么错的经理被这样劈头盖脸地痛批，心中自然愤愤不平，但又不敢当面和董事长翻脸。

晚上回到家，这位挨批的经理还是一肚子火，一个人闷声不吭地坐在饭桌旁。吃饭的时候，妻子见丈夫一脸不开心，便特意夹菜给他，没想到丈夫非但不领情，还说道："我自己没长手啊，夹什么菜，这菜做得越来越不像样了！"妻子见状笑容立马僵住了。坐在旁边的儿子小君看在眼里，想帮妈妈解围，便撒娇似的对妈妈说："妈，给我夹，我要吃那个。"一边说着，一边将筷子指向离自己并不远的豆角。不料妻子回头就骂了儿子一句："自己没长手啊，要吃自己夹！"而这个时候，窝在儿子脚下的小猫似乎受惊了，便朝小主人叫了一声，不想竟被小君狠狠踢了一脚，小猫夹着尾巴就跑出去了。冲出门的小猫刚好迎面遇到马路上的一辆轿车，司机看见小猫，想调转车向避开，但没想到竟然撞到了路边的孩子。

一般来说，人的情绪是很容易受到环境及一些偶然因素影响的，当一个人的情绪变坏，潜意识里就会选择身边比自己弱的人发泄，甚至是发起更加厉害的攻击，这样就形成了一条坏情绪的传递链，最终受害的是作为弱者的"猫"。心理学家将这种现象称为"踢猫效应"。

美国洛杉矶的一位心理学家加利·斯梅尔曾经做过这样一个实验。他让自己的两个性格完全相反的朋友在一起聊天，一个乐观开朗，生性活泼，另一

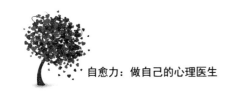

个多愁善感，常常为了一点小事就郁郁寡欢，愁肠百结。一个小时后，当加利·斯梅尔加入他们的谈话的时候，竟然发现，那个乐观开朗的朋友已经开始唉声叹气起来了。由此可见，坏情绪的传递就像是一根永无休止的链条，如果我们一遇上什么不开心的事情，就不加选择地向自己的家人和朋友发泄，不仅会将不好的情绪传递出去，给他们带来困扰与伤害，还会严重影响到彼此关系的和睦。

可见，坏情绪比好情绪更加容易传递。生活中不良的、消极的情绪，总是具有某种感染力，一个人情绪不好，周围的人也会受到影响。所以，千万别做坏情绪的传递者，要做就做坏情绪的终结者，控制好自己的情绪，真诚、友善地对待你身边的人，你周围的人眉开眼笑了，你也会在不知不觉中受到感染。

第二节　愤怒向谁宣泄？

❤ 你了解愤怒吗？

相传在非洲原始草原上，有一种体形很小的飞行动物，专门靠吸取其他动物身上的鲜血为生，人称吸血蝙蝠。在整个大草原上，吸血蝙蝠是野马最大的天敌。每天都会有无数野马在吸血蝙蝠的袭击下丧生，这些在体形上占优势的野马之所以会被这些小小的蝙蝠制服，最大的原因并不是蝙蝠吸走了野马身上的血液，因为那么一点鲜血对野马来说根本就是微不足道的。那么，究竟是什么原因促使野马丧生呢？

后来，经过专家研究发现，蝙蝠在袭击野马的时候，首先是附在野马的大腿上，并用它们锋利的牙齿迅速咬噬野马的皮肤，接着就用尖尖的嘴巴缓缓地吸取血液。而在这个过程中，因为野马敏锐的感知力，在一开始就发现了吸血蝙蝠的袭击，于是它们出于对外界攻击最本能的反抗意识，便疯狂地甩尾、蹦跳，甚至狂奔，但是这些动作是无法将蝙蝠摆脱掉的，它们会迅速地更换吸附的位置，从野马的大腿上到身上，到头部，一直到它们吸饱想要离开了，才会飞走，野马的任何动作对摆脱蝙蝠来说都是徒劳。然而就是这些盛怒的动作使它们筋疲力尽，最终葬送了自己的性命。

这些野马被外界小小的刺激激怒，在发泄了情绪的同时也失去了生命。心理学家将这一现象称为"野马结局"。而在现实生活中，不是也有很多这样的"野马"吗？一些小事总是能够触动其愤怒神经，使其顿时暴怒。日常生活琐事繁琐而复杂，如果一个人动不动就大发脾气，长此以往，对人的心理和生理都有极为严重的危害。

美国心理学家雅克·希拉尔认为，愤怒是内心不愉快的一种反应，因感到不公或无法接受的挫折而产生，是坏情绪的红色警报，会警示我们说，有人对我们使坏或者我们内心的愿望没有得到满足。其实，不如意、不顺心就像是吸血蝙蝠的袭击，你反应越是强烈，对自己的危害就越大。而不管是瞬间爆发，还是一味压制，愤怒情绪的危害总是不可避免的。为了防止自己也掉进"野马结局"的泥淖，就要学会正确认识愤怒，在愤怒情绪即将来临时，用不伤及健康的方式加以排解。

研究发现，愤怒其实并非只是一种雄性情感，无论是男人，还是女人，都有愤怒的情绪，并且男人表达愤怒的次数也未必会多于女人。但不同的是，男人多半用攻击性较强的方式表达愤怒，而女人则换做口头的形式表达。因此，体现在男女恋人之间，争吵时女人的态度就较为激烈，甚至会比男人更倾向于语言上的暴力。

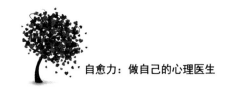

此外，男性和女性愤怒的动机也完全不同，男性往往是因为自己的权利和自由受到威胁，如想做的事情被禁止或限制，这时便会感到怒不可遏；而女性通常是因为他人的行为不符合自己的标准和意愿，比如感觉到自己被另一半忽视，或者遭到拒绝、产生妒忌时，愤怒就会油然而生。也就是说，女性的愤怒情绪是因为别人的言行举止与自己期待的有差距，她们想改变，但又无能为力，找不到出路时就会发怒。

当然，心理医生多丽丝·赫尔明发现，女性发怒多数都是在家里，另一半的不守时或孩子的邋遢都会使其暴跳如雷，而一旦走进办公室，进入工作场合，她们就会立马变得顺从，甚至甘愿忍受上司的批评和无理要求。

在愤怒的爆发形式方面，社会规范对男女的限制似乎也存在某些偏见。比如，男性表现出攻击性的愤怒通常是被认可的，不管是男孩子还是成年男子，提高嗓门大声怒斥或者大打出手，往往被视为男子汉气概的体现，而女性如果如此表达愤怒情绪，便会被视为泼妇。

愤怒情绪有损人类身体健康，既然暴跳如雷的愤怒发泄方式并不可取，那么，愤怒情绪是不是越压制就越好呢？

让·保罗·奥斯特是著名心理治疗师，他认为，人们一直都有认识上的误区，以为不能任由怒火酿制苦果，那样既害人又害己。于是，很多人从小就被长辈教育不要乱发脾气，但那些被压制下去的怒火并不见得会消失，反而会反过来攻击当事人自身。当不满的情绪转化为一种狂躁时，神经便会饱受煎熬，甚至还会变得更加敏感和易怒，久而久之，身体就会被疾病包围。可见，压抑愤怒并不能真正做到"不害己"，反而还会增加自身无能的痛苦，最后只能由身体的病痛去慢慢消解那些坏情绪了。

不过，愤怒也并不总是坏情绪。心理学家詹尼弗·莱纳表示，在人感到害怕的情况下，愤怒就是一种比较合适的情绪。有一项基于面部表情观察的心理研究证明，只要不是过分激动的情绪，愤怒对人的身心健康反而是有好处的。所以，当人们出现紧张情绪时，用短暂的愤怒做出回应的人会体验到一种控制与乐观的感觉。如果当事人的反应是恐惧，就无法体验到这样的感觉，因为恐惧对健康是不利的。可见，短暂的愤怒情绪并不完全是坏事，但如果愤怒情绪持续呈爆发性发泄，或者是对外界采用愤怒的敌对态度，对健康就不利了。

生活中，很多人都不愿表达自己的愤怒，更不愿承受别人的愤怒，但实际上，压抑愤怒要在一定的限度之内，因为一味隐忍可能会造成更为强烈的爆发，甚至直接导致身心健康受损；而发泄愤怒也要讲究方式，方式对了，发泄就是最好的化解愤怒的途径，关键是要找到一个平衡点。

❤ 愤怒了就要发怒

"野马结局"警示我们暴怒的危害，但这并不意味着愤怒就不能发泄。心理学家认为，只要方法对了，有愤怒就要发怒。下面是心理学家奥斯特给出的关于发怒的建议，他认为发怒可分为以下三步，简称"三部曲"：

第一步：分散注意力。愤怒有时候来得很突然，可能就是那么一瞬间便涌上心头，所以，当你感到愤怒袭来时，用犀利的言辞回击只会令愤怒情绪加剧，局面变得更加糟糕。因此，这个时候最好是保持冷静，可以尝试用转移注意力的方式，比如在心里默默数数，或者在一个没有人的地方大喊几声，或者用力摔打枕头、玩偶等，或者撕本子、撕纸片等，也可以找家中不吃的水果（最好是橘子），然后用力紧捏，诸如此类的方式既能够转移注意力，也帮助发泄了愤怒情绪。

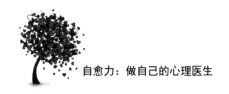

第二步：理清思绪。应该意识到，有的时候仅仅只是一些鸡毛蒜皮的小事，却成功地将你激怒了，令你气急败坏地乱发脾气。顺利做好了第一步之后，说明现在的你算是恢复了些许理智。那么，此刻就好好想想吧，试着回答下面这些问题：究竟是什么使你一下子就变得怒不可遏了呢？对方是不是有意的？（你也许还是认为对方是故意的。）会不会是你过于敏感了呢？你确定对方一定就是故意的吗？即便真的如此，那情况是否真到了令人暴跳如雷的地步了呢？是否有其他的方式解决问题？不发怒是否就不能解决问题？发怒的目的是什么？

这些问题在愤怒的当时根本无法得到准确回答，而大多数人在恢复平静之后都能意识到，有时候对方并非完全有意，事情也没有如此严重，发怒解决不了问题，只能令情势加剧。更重要的是，发怒的最终目的基本上都是希望与对方沟通，让对方更了解自己并达到解决问题的目标。既然如此，接着就进入到第三步吧！

第三步：陈述不满。这一步主要是用来表达感受、陈述不满，你需要真诚，但也不要违背原则。心理学家托马斯·高登认为，说出自己的真实感受，但首先不要急于站在对方的立场上。也就是说，你要表达清楚对方的哪些行为令你感到内心不舒服和不满了，并陈述你当时的感受，也很有必要向对方表达一下你的期望及其原因。

这套"三部曲"是帮助有愤怒情绪的人更好地发怒，但这个过程又是一个寻找彼此之间的平衡点的过程。所以，不要不给对方说话的机会，要知道他（她）也有陈述自身感受的权利。当然，你的原则还是不能降低，因为只有这样才能达到最佳的目标，彻底修复双方之间的关系，并且双方都保持完整性。

需要注意的是，所谓发怒并不只是发泄出你内心的一口"恶气"，而更重要的是重建自己与自己、自己与对方之间的关系。因而，更多的时候，允许自己发一次不大不小的脾气，也有助于修复双方之间的和谐关系。

♥ 愤怒情绪的分类及其管理方法

以下是心理学家对愤怒类别的划分，有助于人们及时发现愤怒的迹象，并有效消解愤怒的不良影响。

第一种是爆发型愤怒。爆发型愤怒并不是那种一触即发的愤怒情绪，而是积压已久的情绪一次性爆发。心理学家发现，越是对愤怒情绪忽略并不懂得如何有效处理的人，越是习惯于压抑怒气，直到忍无可忍的时候才一次性爆发出来。爆发型愤怒的人经常会做出或说出一些令自己后悔的事情或话语，以至于无法弥补，因为愤怒的人通常都是没有同情心的。

心理学家认为，愤怒情绪持续的时间不会超过 12 秒钟，所以，愤怒袭来时可以数到 12，等待这段时间过去。最后你会发现，自己已经没有最初时那么气愤了。这个方式其实也就是我们前面提到的"三部曲"，你可以尝试按照以上方式进行练习。

第二种是隐忍型愤怒。这类愤怒者总是冠以"我没事"的幌子，摆出一张微笑的脸，但内心却有熊熊燃烧的怒火在乱窜，无处释放，而外人丝毫觉察不出来。这种不向外界发泄怒气而选择忍耐的做法，最终受害的人其实还是当事人自己。正如我们前文所说，怒气会反过来对自己的身心加以攻击，造成身体和心理上的各种不适，甚至是疾病。所以，隐忍型愤怒者有必要改变这类习惯。

心理学家建议，这类人要做好挑战自己的核心信仰的心理准备，比如，如果你明明对下属迟到早退的行为感到愤怒，就要适当表现出来，即便没有

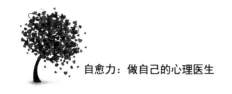

十分明显的表现，也可以发出恰到好处的警示；或者另一半要求你每次出门前都要向他（她）报告具体而详细的行踪，假如你对此感到不满，那你一定要说不。

试着把自己置于局外。想象一下某些事情并非是你在承受，而是你的某个朋友，他（她）总是忍受着长期的横眉冷对，总有那么一些人用指责的口吻和他（她）说话，或者被上司要求无休止地加班等等，那么，他（她）会是什么样的反应呢？然后把这些反应写在一张纸上。最后，看着这张纸问问自己，为什么别人会做出这些反应，而你却不能呢？有没有可能自己也尝试以上反应？

适当做出积极的回应。如果你被批评或指责了，试着用一些积极的、富有建设性的言语加以回应，以示反击，这个办法在朋友、亲人中间比较适用，因为你的隐忍的愤怒往往会在无形中伤害到他们，而积极的回应方式就不会。

第三种是嘲弄型愤怒。如果一个人在以往的生活经验中得出结论，认为直接表达内心的一些负面情绪并不好，间接和隐晦的方式则比较安全，并且对方如果生气，那也是他们自己的问题，与自己毫无关系，因为自己只是在说玩笑话。那么，这个人在表达不满和愤怒时，就会采用嘲弄的形式。

譬如，同伴迟到了，你对同伴说："你迟到得真好，我刚好有了歇脚休息的机会，半个小时！"这是一种拐弯抹角的表达不满和愤怒的方式。言辞中似乎并不带任何攻击和嘲讽的字眼，假如对方是个不拘小节、幽默大方的人，他会一笑而过，当你是在开玩笑；但如果被你嘲弄的对象并不懂得你的幽默，或者比较敏感，就会从中感受到那份比直接的指责更具有杀伤力的攻击性，结果不但伤害了对方，还伤害了你们之间的关系。

所以，嘲弄型的愤怒最好不要用。

那么，怎样化解嘲弄型的愤怒呢？

直接表达。不满可以直接表达出来，如"我对你的迟到有点意见"或者"这次你又迟到了"等，比起那种被动的攻击性的沟通，直接表达的攻击性要小很多。因为嘲弄型的愤怒表达方式更容易伤害到自己亲近的人，所以，最好视情况而定，用适当的词语直接表达内心的不满，效果也许会更好。

提前发泄。还是以上的情景，当你等待的人迟到了，为了避免当面进行嘲弄式的发泄，你可以在对方到来之前就进行发泄愤怒的练习。

表达清晰。如果孩子令你生气了，最好用简单的话语做清晰的提醒，避免使用带有讽刺性的嘲弄话语。

第四种是自责型愤怒。 假如一个人的自尊曾经受到过严重伤害，并且发现对自己发怒要比对他人发怒更容易，所以就习惯于做出自责式的愤怒，把自己视为所有过错的根源。比如，当他们发现自己的孩子不爱学习，甚至还与其他同学打群架时，他们会认为自己是非常不合格的父亲或母亲，一味自责，将孩子的过错统统归咎于自己的教育不当。这种自责型的愤怒持续时间长了，愤怒会潜藏在当事人的内心深处，久而久之会造成各种各样的心理问题，比如烦闷、失望、抑郁等。所以，自责型愤怒同样不可取。

处理自责型愤怒的方法有以下几点：

向自己发问。每当发觉自己即将开始自责时，不妨试着问问自己："是谁说这件事就一定是我的过错？"紧接着发问："你相不相信？"然后弄清楚事情背后的原因，找到真正应该负责任的对象，而不是盲目地将一切罪责都揽在自己的身上。

自信一点。找回自信的办法有很多，而自信恰恰也是避免过分自责的关键。

第五种是破坏型愤怒。 如果你不是一个轻易被击败的人，但又不喜欢做正

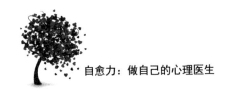

面的斗争，或者认为自己面对面抗争无法取得胜利时，往往会采取一种较为隐蔽的发泄愤怒的方式，在暗中悄悄进行回击。由于不愿自责，更不是那种隐忍的人，所以你就理直气壮地在背地里采取攻击行动。心理学家认为，这种方式的结果往往是，这类人的生活目标变成了让别人得不到他们想要的东西，而并非是努力让自己生活得更幸福。可见，这种破坏性的愤怒带来的后果是"双输"。

如何化解破坏型愤怒呢？

要允许自己生气。尝试暗示自己，愤怒是你表示对他（她）的摆布已经感到厌倦了。

勇于争取。相对于有意不按时上交工作报告的做法，还不如简单而直接地告诉你的上司，你长期以来都在承担超出自己能力范围的工作量，为自己争取一些权利。

尝试掌控。如果你身上有来自他人的一些过高期望，这使得你感到不舒服，甚至愤怒，此时，不要让自己转变为破坏型的愤怒者，而是要努力改变自己的现状。

第六种是习惯型愤怒。这类人会直接地表达出自己的不满情绪，比如，"太过分了，总是找我借游戏机玩，为什么你就不能自己买一个呢？"心理学家认为，这种直接的表达方式属于错误的习惯，而并非针对这件事应该有的正确反应。隐藏在这种直接表达的背后，势必存在一些被当事人忽视了的负面情绪，比如遗憾、挫败、怨恨等。当愤怒或不满的情绪被你习惯性地直接传达出来时，对方会有很大的心理压力，尤其是那些与你关系比较近的人，时间长了，他们或许会渐渐疏离和逃避你。

纠正这种直接的习惯性愤怒的方法是：直面内心深处和及时遏制。如果你敢于直面内心，便会发现，其实你并不是很介意游戏机被借用，那些总是让你习惯性发怒的事情都是微不足道的，并不值得你为此而动怒；及时遏制是指，在你发觉自己开始"发作"时，要及时平息内心的怒气，暗示自己停止这种愚蠢的行为。

第三节　拒绝"语言暴力"

生活中，我们会经常遇到这样的情况，身边有朋友喜欢用酸酸的口吻与我们说话，还凭空贬低我们，发出质疑的同时也不忘泼洒指责的话语。而我们通常都会感觉莫名其妙，但又不得不受其影响，甚至还深深感觉到愧疚之意，真的就以为是自己不好了，自信心在瞬间瓦解，开始质疑起自己的能力或待人处事的方式了。

更严重的情况是，当一个曾经出现在你的工作或生活圈中的朋友与你发生矛盾后，对方开始使用语言攻击，不断地发短信谩骂、诋毁、攻击你，即便对方只是一个十分普通的同事而已，那些难听的话依然会产生效力：让你心情不好，甚至感到愤怒。有些人遇到这种情况时，会假装不在乎，想用此事去锻炼一下自己的宽容度，但结果还是忍不住去想那些谩骂之语。

这就是所谓的语言暴力，是一个人用嘲笑、谩骂、蔑视或诋毁性的语言对另外一个人进行精神和心理上的攻击的一种行为，属于精神伤害的范畴。语言暴力容易出现在不平等的相互关系之中，施暴者多为长辈、家长，而受暴者则多为青少年。但在今天，语言暴力已经不限于此了，在通常的人际关系中也普遍存在，比如朋友之间、恋人之间等。

研究发现，有心理疾病的人很容易出现语言暴力，而那些患有攻击型人

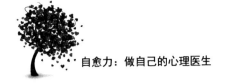

格障碍的人也特别容易成为施暴者。这类人发出攻击主要受情绪和行为的冲动性影响，属于主动攻击型，部分攻击属于有意识的计划，而也有部分是无意识的行为。主要有以下几项特征：

1. 情绪急躁、易怒，有无法自控的冲动和驱动力。

2. 行为反复无常，有些是有计划的，有些是无计划的，并且在行动之前通常都有十分强烈的紧张感，而行动之后又会感觉愉悦和满足，没有悔恨和自责。

3. 个性方面常常表现出向外攻击性和盲动性，行动鲁莽。

4. 心理发育不健全，生活中经常出现心理失衡。

5. 容易发生不良行为和犯罪。

6. 冲动的动机可以是有意识的，也可以是无意识的。

除了主动攻击型之外，还有一种是被动的攻击，被动攻击者往往在表面上表现为顺从，但内心却是充满敌意和攻击的，虽然不会"就事论事"地做出反击，但会在其他事情上故意对对方造成伤害，又不敢直接外露。此外，专家也发现，这类人往往与回避型人格障碍患者、依恋型人格障碍患者相关联，那些表面上自恃清高、逃避人群，喜欢用语言去伤害他人的人，其实内心是不堪一击的脆弱。

究其原因，心理学家认为，这类人多半都与其过往经历有一定关系。好比一个在童年时候特别内向文静的人，长大之后要么更加自闭，要么就是变成话唠，这是以往缺失的部分要在今后加倍进行补偿的体现。所以，引起这种攻击型人格障碍的主要原因还是：一是童年时期缺乏长辈的管教或者是管教过严，难以与人正常沟通，形成扭曲心理；二是幼年时期长期遭受他人欺负，长大后寻求报复；三是自卑心理和挫败感很严重，借语言暴力攻击满足强烈的控制欲望。

也就是说，那些总是强词夺理的人多半都是源自其自卑的内心和童年时期遗留的缺憾。比如那些趾高气扬的人没有几个是真有本事的，那些高调张扬的人也没有几个是具备真才实学的，那些喜欢用自己的方式去嘲讽或打击他人的人，也没有几个是真正有资本的，多半都是因为自卑。他们无法改变自己的生活，就想要用语言暴力去伤害、诋毁、侮辱自己身边的人，而他们越是想要证明自己的强大，越是想要引起关注，就越是要发出更强烈的语言暴力攻击。

由此可见，如果你身边有这类习惯用语言暴力攻击他人的人，而你也不幸地被其攻击过而一度陷入郁闷，那么现在就要清楚地认识到，这只是他们的一套小伎俩，不用害怕，更不用为难自己，绕开他们，避开这些语言暴力的攻击，不做其攻击对象，你的情绪就不会受到他们的影响。应对的方法其实很简单，我们只需要认清他们的内心，然后对其行为不加理睬和辩驳，也不对自己的行为做任何解释，暗示自己："这是他们自己的事情，与我无关，我没有任何错，不需要有愧疚。"

第四节　回避"情感吸血鬼"

❤ 你身边的"情感吸血鬼"

你是否遇到过或正在经历这样一种情况：你遇见一些人，他们给你的印象非常完美，你喜欢他们，信任他们，甚至开始崇拜，你抱着非常大的期望，但事实上你最后得到的却少之又少，因为你发现你开始依赖他们，一旦哪一天

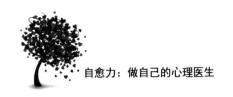

他们离开了你，你自己不知在什么时候已失去了自理能力，甚至一度处于情感的崩溃边缘？

或者在职场上，你身边有一群成天抱怨连连的同事，他们几乎无时无刻不在抱怨不公的待遇和繁重的工作……你或许觉得他们的抱怨只是耳旁风，但事实上，他们已经在渐渐影响你的心情和价值观了，你的积极的工作、生活态度也将随之变得动摇起来。这些人其实就是你身边的"情感吸血鬼"。

为什么叫"情感吸血鬼"？因为他们会在不知不觉中吸干你体内所有的正能量，让你变得越来越弱，直至最后剩下一副干瘪的躯壳，但你不但不憎恨，反倒依旧感激他们来过你的世界。情感吸血鬼其实无处不在，他们往往就在我们的身边，和你一样生活着，也许是你对门的邻居，他们见你时笑脸相迎，表现得真诚友善，但在你的背后却说三道四，诋毁你的名声；也许是与你一起共事的同事，他们在你身边一点点地侵蚀你的意志力；甚至是与你朝夕相处的爱人。他们才智过人、才华横溢，并且魅力十足。这样说，也许很多人开始怀疑了：难道对我好也是吸血鬼吗？当然不是，因为你越了解他们，你就越难以被控制。

我们可以将情感吸血鬼分为五大类，分别是反社会型、戏剧型、自恋型、强迫型以及偏执型。

反社会型吸血鬼几乎不会在乎社会的任何约束，他们爱凑热闹，但不沉溺于性、毒品等各种刺激。他们最为担心的是无所事事的无聊，在无休止地追求欲望满足的过程中，也享受着寄生虫一般的享乐生活；他们在人群中属于最能带动场面的人，性感、亢奋，还能迅速地给人好感，大家都因为他们所制造的一时欢乐而感到愉悦，但切记：他们是靠不住的。

戏剧型情感吸血鬼往往以引起公众的注意、受到赞美而出风头为目的，忽视一些自认为无关紧要的细节，喜欢装腔作势，欺骗他人，同时也欺骗自己。

自恋型情感吸血鬼很自负，时而也会自惭形秽一把。他们不会做不利于自己的事情，他们梦想着自己成为世界上最聪明、潇洒、全能的人，并且也自认为比其他人更有能力；而实际上，也是他们让大家开始觉得：即使没有非凡的成就，也还是需要有自恋的资本，因为不自恋的话，根本连做出成就的机会都没有。

强迫型情感吸血鬼做事追求稳当，因为他们觉得只有做事谨小慎微，才能够取得成就，并且能保证万无一失。对于他们来说，最为严重的冲突源自其内心的冲突，虽然他们不想伤害任何人，但假如你的行为威胁到了他们的自控感，那就很难保证他们不会做出伤害你的事情来；也就是说，在他们看来，报复是无意的，但几乎都是因为被迫才不得已而为之；此外，他们也很难对一个人说出赞美的话。

偏执型情感吸血鬼常常让人觉得有神秘的魅力，这不是因为别的，而是由于在他们的心理背后有不为人知的秘密。表面上看，这些人总是会与他人过不去，因为他们担心自身被迫害；但事实上，偏执只是一种异常单纯的想法，正是因为这样的心理，使得他们看到了别人看不到的东西。他们努力想要看清楚世界的真相，除去生活中产生的疑虑。在他们的世界中，有一套自认为天经地义的生活原则，并始终遵守，同时也希望每个人都能够遵循，因而观察身边的人有没有"离经叛道"，似乎就成了他们的责任。他们总能撑开一把保护伞，庇佑着周遭的人，使身边的人过得舒适安心。但最后，当他们离开时，你就会发现自己俨然成了一具被吸干了鲜血的躯壳。

虽然种类不同，但在他们的身上有一些共性——你需要了解，因为你不能任由他们来麻痹你的感情：

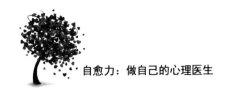

1. 他们几乎都认为自己永远都比别人更重要；

2. 不管在什么情况下，他们都坚信自己没有错，永远都不可能出错；

3. 任何准则都只适用于别人，对于他们而言不会合适；

4. 当他们不能随心所欲地做一些事情时，往往会发脾气；

5. 想要的一分一秒都等不及。

那究竟是什么使一些人成为了情感吸血鬼呢？

先来说说心理原因。我们都知道，孩子在小时候很容易模仿父母的行为，这也是为什么性格内敛或固执己见的父母会教导出同样内敛、固执己见的孩子的原因。一个人在早期的经历，特别是童年时期的生活会影响到他今后的生活态度。

其次是能量场的变化引起。说到童年时期的经历，或许一些人觉得不堪回首，因为那不但意味着昔日的伤痛，而且还会再度使其陷入长久的负面情绪之中。比如很多人有家暴、疾病等经历，它们会使一个人的能量场发生弱化，迫使其在长大成人后不得不在别人身上汲取能量，使其身边的人变得悲观、疲劳、厌烦、挫败、癫狂，渐渐侵蚀，直至你最后萎靡不振，失去全部的能量。

如果你发现你的身边正好有这类人存在，是时候想办法提高自己的免疫力了。心理专家告诉你，如果你沮丧、情绪低落、精神不振、自尊心较差、不敢擅自做主、热衷取悦他人，那么，恭喜你，以上只要有一条成立，你就成为情感吸血鬼的吸血对象了。

其实，情感吸血鬼带来的并不完全是负面的影响，关键是要看你怎么去面对他们。就像很多人说过的，磨难可以帮助人成长起来，所以，情感吸血鬼同样可以令我们强大，只要我们有适当的方式应对。

那么，我们怎样来确定谁是情感吸血鬼并及时保护好自己呢？

首先，断定你正在被吸取能量以及这个情感吸血鬼是谁。如果你经常被一些负面情绪侵扰，无缘无故地感到烦躁不安，尤其是在与一些人接触时发现，即便是很短暂的接触，一句话、一个动作就使你的情绪变坏。比如你感到困倦，但却被人扯掉了被子，有种强烈的被剥夺感；你感到情绪低落；感觉自己受到诋毁与骚扰；对碳水化合物的需求剧增……但与之相反的是，对方的情绪变好了。还有一种情况是，对方的一句话在无形中给你带来了潜在的威胁，比如你无意间听邻居说了一句不友好的话，便做梦梦见自己被一群鸽子袭击。

其次，确定了你所面临的情感吸血鬼后，要依照一定的准则对其还击。情感吸血鬼为什么难以消除？因为他们中间有很多都是我们最亲密的人，比如爱人、朋友、亲人等，在这种情况下，最好的办法是从自己做起。也就是说你应该调节自身，但这并非让你用消极的方式来缓解压力，而是应该积极处理，比如深呼吸，告诫自己不要恐惧，留心直觉向你发出的危险性信号，但同时要保持冷静，千万不要失去控制；面对诱惑，要克制自己；想清楚自己下一步要怎么做，如果需要交涉，那在交涉的过程中要注意你的语气，避免兴师问罪的口气，切忌说出你内心真实的直觉，包括将来会令你自己后悔的话语；在这个过程中即使产生了冲突，也不要动手。

此外，采用这种方法解决问题时，需要你了解对方是哪一种类型的情感吸血鬼。心理专家指出，人们很容易招来一些与自己有相似点的情感吸血鬼，譬如说你是个多愁善感、做事既谨慎又有点犹豫不决的人，那么被你吸引过来的情感吸血鬼有可能多半都是这类人。当我们一旦开始了对其反击的过程，那么这类情感吸血鬼就不会再被吸引过来了。不过，这里面还有一点需要注意，如果你在与一个情感吸血鬼一起相处时发现，你的得失利大于弊，那就应该好

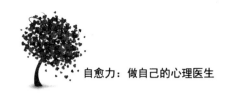
好想想了，问自己要怎样才能在这种关系中不觉得被压抑，多关注其好的一面也很重要。

最后，想想自己是否同样是一个情感吸血鬼。我们在关注自己身边的情感吸血鬼时，或许别人也有同样的关注，换句话说，我们每个人都有可能成为情感吸血鬼，一般在情绪低落、受到周围环境的挤压时，情感吸血鬼的特征会更加明显。那么，这一结论怎么作出呢？

1. 假如你与对方交谈时，对方常常避开你的目光，表情时而呆滞；

2. 其实你很自恋；

3. 你有较强的控制欲，并善于挑剔；

4. 你常常变得消极；

5. 经常跌进情感的黑洞里，却得不到救助；

6. 你喜欢议论，包括说别人的坏话。

如果你发现自己已经或正在向情感吸血鬼发展，那就及时地寻求帮助吧！你可以进行自我检视，参照情感吸血鬼的类型标准，并努力改善自己的行为，不要让自己真正沦为情感吸血鬼；也可以去寻求朋友的帮忙，但不要随意地将你的坏情绪向身边的人发泄，因为那只会使情况越来越糟。

❤ 如何与"情感吸血鬼"相处？

每个人的身边都可能有"情感吸血鬼"的存在，假如你发现自己正在被某个"情感吸血鬼"控制，千万别害怕，因为他们的本质其实并不可怕，只要你足够了解，并找到恰当的应对方式，相信你也会与他们相处得很好。记住，逃避永远都不是最好的解决办法。

前面我们说过，情感吸血鬼被分为五大类，如果按照性格特征来分的话，还可以把他们分为依赖型满腹委屈者、强迫型操控者、自负型孤芳自赏者、紊乱型吹毛求疵者、首鼠两端型诡谲多变者。

第一类是满腹委屈的牢骚者。这种具有依赖型人格的人常常给人很可怜的印象，他们担心为自己的行为负责，这往往令人难以忍受。他们在与人相处时总是格格不入，多半提不起精神，给人闷闷不乐的感觉；同时他们也总是喜欢将自己装扮成需要救助的不幸者，让人产生怜悯之心，而作为他们身边的人，常常狠不下心不管，在其需要救助的时候会好心地伸出援助之手。

可是，这种"救助"却无休无止，让人喘不过气来，于是终究忍受不了，而此时，他们满腹的委屈就愈加膨胀了，总是抱怨没有人理解自己；当有人好心地给出建议，要求他们改变一下自己时，他们也许会表示赞同，可随之而来的依旧是"但是……"，之后便会发出更多的牢骚和委屈的怨言。假如你不确定自己正在与这样的人相处，那不妨从以下几个方面考虑：

1. 对方总是将自己的不满和"霉运"向你诉说，并将问题归因于他人；

2. 你在劝解他／她的时候感觉力不从心，同时感到自己也开始变得窘迫；

3. 你开始不想接触这个人，并曾经拒接过或屏蔽过对方的电话或短信，或者委婉地说自己现在很忙；

4. 你发现自己已经被对方持续不断的消极情绪影响。

如果有 1 ～ 2 项可以用"是的"来回答，那说明你正在与一个依赖型情感吸血鬼交往，如果有 3 项或 3 项以上，说明他／她已经在吸取你身上的正能量了。

我们知道，依赖性特别强的人总是希望得到照顾，因此他们的言行也会在一定程度上表现出谦卑和顺从，因为担心受到冷落，得不到想要的照顾。如果追根溯源，很大一部分原因要追溯到小时候的境遇，他们或许有一对满腹委

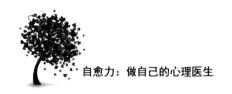

屈的父母，并常在童年时期感到孤独和无助；他们没有学会通过直觉获得内引导，而是期望不断地通过外界获得援助。假使你不愿破坏彼此的关系，伤害对方，又想在一定程度上改变对方，最好选择温和的方式与其保持距离。

如果对方是你的父母（包括伴侣的父母），可以微笑着告诉他／她："我也不想你这样，但关键是解决问题，我不能总是可怜你，现在我只有几分钟的时间，除非你愿意与我谈谈你的解决方案。"很多人在说出这类话之后内心常常有愧疚，实际上这没有必要；假如对方对你的反应表示不满，甚至动怒，你也要不屈不挠地告诉对方，你很重视你们之间的感情，你也很爱对方，但你能做的只有这些，他／她再也不可能奢望更多。

如果对方是同事，你可以表示：看到这样的境遇我也感到很抱歉。然后可以再听一会儿，之后再告诉对方你在赶时间，不要给对方任何希望，否则他／她将继续占用你的时间（你要保证被这类人占用的时间越少越好）。

如果这个人就是你自己，不妨试着对自己说：我其实已经很幸福了，世界上还有那么多不幸的、悲惨的人，他们比我糟糕多了，现在的我只是被情感吸血鬼扰乱了思绪，我想我很快就会好起来了。

第二类是具有强迫型人格的操纵驾驭者。他们总是迫不及待地想要控制你，并那么心安理得地举着手中的指挥棒，如果你不愿意做，他们会觉得很不应该并告诫你后果自负。由于操控欲望很强，所以他们的所谓"建议"其实都是某种潜在的命令。这类人还是典型的完美主义者，不但事必躬亲，而且对他人要求严格，他们总会告诉你需要做什么，并希望你按照他的要求去行动。如果你不确定你是否正在与这类情感吸血鬼交往，不妨从以下几个方面加以对照：

1. 他总是操控你，让你感觉没有自由，感觉透不过气来；

2. 他总是声称自己了解你最需要的是什么；

3. 你不得不按照他的意愿行事；

4. 你与他之间时常缺少自发性，没有趣味性可言；

5. 他严格的行为秩序让你感觉很压抑，像被囚禁在监牢中一样。

如果上述问题中，肯定的答案有 1 ~ 2 个，那说明你正在与强迫型情感吸血鬼交往；如果肯定答案超过 3 个（包括 3 个），表明他们正在操控你，吸取你的情感。心理学专家认为，操控欲望强烈的情感吸血鬼很看重细节和规则，总是热衷于支配和操控他人，并由此失去了自己灵活和开放的内心，可是，更令人感到愤懑的是，他们觉得自己永远都是对的，并始终觉察不出异常。

为什么这些人会有这么强烈的控制欲呢？其实这是源于他们对局面失控的恐惧，感觉一切不受自己的控制，才想要去控制一切。在他们看来，只有这样才能减少其内心的担忧。这类人可能有不堪回首的童年时光，受到同样是控制欲极强的父母的虐待，甚至遗弃，心理阴影使得他们难以相信任何人，总是希望通过控制来把握局面。或者也可以说，他们实际上是想要通过某些方式来掩饰自己内心的脆弱不堪。

另外，他们在与人谈话时还经常使用盛气凌人的肢体语言，比如鼻孔朝天、挺胸、目光直视，有的时候还用手重重地拍打对方的肩膀，使其不得不后退几步，见你倒退，便是他前进的好机会了。这时他们就会继续占领你的空间，咄咄逼人的强势态度常常让人感到情感受到抑制。

要想避免或摆脱这类人的操控，不是没有办法，只是需要一点时间，因为你要花一些精力去了解他们以及他们操控他人的手法，然后再按照下面的步骤进行：

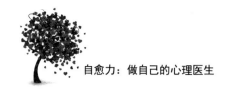

首先，你要告诉自己不要企图去反向控制他们，你要对自己保持足够的自信，把你要说的换种委婉的方式表达出来。在这个过程中要把握好度，既不能表现得过于强势，也不能扮演楚楚可怜的角色，比如，操控欲望强烈的情感吸血鬼想要控制你的选择，千万不要给他／她达成目的的机会，要向其证明他／她是完全不能左右你的选择的，而不是浪费时间与其争辩。

其次，分清楚你身边操控者的控制欲究竟有多强。假如是一些善于听取意见的友人，控制欲不强，但也会经常冒出来控制你一下，那么，在你感觉到他企图控制局面的时候，不妨明确地指出来，告诉对方，你也有你自己的想法，并且想要自由表达。这样对方可能会立即意识到自己的控制欲；如果你的方法不奏效，对方依旧反复地强调你应该怎么做，此时的你不要发怒，而是要很礼貌地再次提醒对方，你想要自己去完成，不希望别人参与进来。

这个过程可能会有些长，但只要你明确自己的目的，并反复重申自己的坚定立场，事情便会出现转机；不过，对方或许会恼怒，你们的关系也开始紧张，但无论如何你都不应该改变自己的立场，因为你的退缩会造成不可挽回的局面。假如你要应对的操控者是你的领导，而你又不想离开，那你就要清楚自己的处境了，一味地坚持自己的立场有可能导致你的压力剧增，甚至被炒鱿鱼。

第三类是自负型的情感吸血鬼。他们有强烈的孤芳自赏倾向，因此也叫孤芳自赏型情感吸血鬼。他们有强烈的自尊和权利意识，在他们的世界里，总是要求自我第一，极度渴望别人的敬仰和关注；由于这种以自我为中心的意识，使得他们把自己当成了世上的奇迹，于是就一直在向他人诉说着自己的传奇故事，因此招来别人的厌烦。

在他们内心的需求得到满足时，表现出来的形象是友好可人的；如果他们发现自我的主导地位受到威胁，对方不再顺从他们的意愿，这些情感吸血鬼就会立即表现出吸血鬼的本性来，向威胁其地位的人发出攻击，并且相当猛烈。这就是孤芳自赏型的情感吸血鬼的"吸血"模式，根据这种模式，你可以根据以下几种情况分析你的身边是否存在这类人：

1. 他在生活中的各种行为几乎都是围绕自己而展开；

2. 他并不曾重视你的感觉与利益；

3. 当你与他相处时，很难引起其注意，除非是对他/她（们）表达出了赞美；

4. 谈话时，他总是会不由自主地将谈话的主题牵回到自己的身上；

5. 当你不赞同他的观点时，你得到的是他们的冷漠，他们也相应变得抑郁。

假如以上有 1 ~ 2 项是肯定的，那么你所面对的正是孤芳自赏型的情感吸血鬼；假如肯定的答案达到 3 个或 3 个以上，那就表示他正在威胁你的情感。千万不要小看他们，因为他们很危险，在与你相处过程中，他们很难对你付出无条件的爱。

这类人的性格形成是由于心智上的不健全，尤其是早年受到家庭的影响较大，譬如说父母是孤芳自赏型的。如果你试图去改变他们，即便有进展，那也是极其微小的，因为他们很少审视自己的言行，更不会因此而感觉后悔；他们有很发达的直觉，但这种直觉是用来谋取私利和操控他人的。面对这类人，你最好不要受其控制，更不能爱上这样的异性，因为对方根本无法在感情中迁就你，并且你还要时常忍受情感的孤独。

不过，假如你现在的另外一半刚好是这种孤芳自赏者，那么你最好不要让自己敏感，首先，降低你的期望值并制定出一套符合自己需求的应对策略；其次，在期望值符合实际的前提下，多欣赏他好的一面。理解最重要，因为你已经了解了对方，知道其行为的根源所在，当有些事情对方确实做不到的时候，不要再勉强。

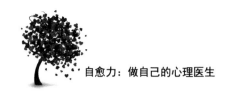

从有利于对方的角度考虑事情，这是与孤芳自赏者顺利交流的前提，不能只说你的要求是什么，或者抱怨什么，而是要顺从对方心意，比如你希望他今晚跟你一起去参加聚会，不妨说"我的那些朋友都很喜欢你，都期待着见你呢"而不是"我想你陪我参加同学聚会"；此外，你也要做好思想准备，不要将自己的真心全部交付出去。

第四类是紊乱型人格的情感吸血鬼。他们在一定程度上与操控驾驭者有得一拼，不同的是他们会更加追求完美（我们可以用"吹毛求疵"这个成语来形容），并且自认为有权利和资格来评判你的过失。他们最擅长的就是寻找瑕疵，然后建议你改进，并补充一句"我是为了你好"。他们强行压制你的喜好、习惯，并把它们视为不足和瑕疵，强烈要求你改正。你身边有这类人吗？下面的几项供你对照：

1. 在他的眼中，你几乎没有做得很棒的时候；

2. 他总是能够在你的房间、书桌、言行中寻找到可以批评的对象；

3. 你经常被他视为批判和反驳的对象；

4. 他对自己也经常有很严厉的批评；

5. 他在与其他人交往时也常会表现出强势。

以上如果肯定的回答有 1 ~ 2 个，说明你正在与紊乱型人格的情感吸血鬼相处；如果肯定答复超过 3 个（包括 3 个），说明你正在被他们控制。你也许感觉不到，但事实上他们正在一点点地侵蚀着你的自信，太多的否定让你无所适从，情感的自由也受到了压制，情绪无法高涨。时间长了，有的人或许早已习惯了这种打压。不过，如果你不想再继续接受这类影响，最好是找到正确的应对策略。这里也会为你提供一些参考：

首先，搞清楚这些人究竟为什么会如此吹毛求疵。人格紊乱者有种内在的倾向性，尤其多见于强迫型神经症患者、孤芳自赏者以及犹豫不决者身上，他们的共通之处就是多半都受到过父母的影响，对自己也要求严格。由于大脑中时常滋生出一种自我憎恶情绪而最终演变成受虐狂，很多时候他们对他人的批判都是源于自己太过片面的认识，而这一点是他们自己意识不到的。也许不可否认，他们有时候确实是想要帮助你，但更多的却是为了弥补自身的不安全感，批评似乎已经成为他们给自己壮胆的一种常用手段，但被批评的对象却饱受折磨。

其次，明确自己的对错，在不破坏关系的前提下找到应对吹毛求疵者的方法。如果是你尊重的人向你提出了批评，那肯定要认真考虑一番；而假使这类批评并不具有现实价值，而且与你的个人意志完全相悖，确信自己不能接受了，那就不要再纠结，更不要因为它而影响自己的情绪。假如你觉得有必要与对方谈一谈，那么，启用你的积极情绪，坚定立场，并且实事求是地告诉对方你的想法，比如"我明白你是为我好，但是你的要求对我来说过于苛刻，假如你稍微改变一下方式，我想我会更加感激你的好"。

有一种方法不会令你们的关系陷入僵局，那就是你要承认对方的优点以及他的批评中有用的一面，不能用他对你的方式对待他。当然，在你表达自我意见的时候也要注意方式，有的时候，适当的妥协是很有必要的，因为这会让对方感觉到你的尊重，不至于将事情引入僵局。抵制吹毛求疵者同样不能凭借逃避，最佳的方式依然是面对。温和而富有爱心的慈悲立场会让这类情感吸血鬼的消极情绪得以化解，方法是：不管他们说什么，你听，但是不在意；你微笑，但是不回绝。

最后一类是诡谲多变型的情感吸血鬼。他们得到此称呼，完全是因为他们的善变：他们会因为某个目的而接近你并将你捧到天上，但在后一秒钟又会

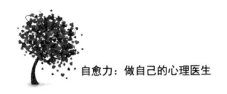

因为某个微不足道（在外人看来微不足道，但他们可并不这么认为）的理由将你重重地摔下来；被他们重重摔下来的人将会成为他们无情报复的对象。这类人往往言行冲动，不会去在乎什么公平正直，这些在他们的世界中是不存在的；更有甚者在与人发生争执时，常常以某种极端的方式自残或威胁，比如割腕自杀。可是，他们并不会就此罢休，而是会通过很多种途径来攻击你，包括挑拨你的人际关系，甚至你与亲人之间的关系。因此，你要对这类情感吸血鬼有一定程度的了解，否则你的情感世界必将受到他们的破坏。

那么，下面就来确定一下你的身边是否存在这类情感吸血鬼吧！

1. 因为害怕他生气才想要审视自己的真实情感；

2. 当他向你提出的需求得到满足时，他／她便会洋洋自得，否则，对方就会变得气急败坏；

3. 他总是让你的情感发生波动；

4. 你在与他和谐相处时依旧感觉不到开心，甚至感觉很痛苦；

5. 你常常会被他错怪。

同样，假如以上各项的答案中有 1 ~ 2 个是肯定的，说明你身边的那个人正是这种类型的情感吸血鬼；如果肯定回答超过 3 个（包括 3 个），表明他正在威胁着你的情感。

据传统精神病学的专业人士分析，这类人之所以会这样，是由其首鼠两端的人格所决定，换句话说是由于他们认为自己受到了伤害，他们感觉不踏实，空虚不安。在紧张、不稳定的人际关系中，假如他们的需求获得了满足，那么，这类诡谲多变者也会变得很慷慨和富有风度；否则，他们就会觉得自己遭到了遗弃，内心的恐惧感促使其言行冲动和粗鲁不堪。

这类人往往将直觉与恐惧感混淆，对他人的能量也表现得过于敏感，对危险信号的搜索尤其敏锐；等到他们将你搅得头晕眼花时，他们这才来劲儿，他们期望看到你受到刺激后的强烈反应，因为这样会使他们觉得生活是足够真实的。

你必须保护自己，假如你的身边真的有这类情感吸血鬼存在的话，下面的方法将有助于你对他们做出抵抗和反击，保护自己的内在情感世界，掌握好彼此交流的主动权。

1. 与他们保持距离，力求解决问题。当一个诡谲多变者试图动摇你的地位和声誉，你要足够坚定地告诉他：请不要在背后谈论我，因为那很不合适，对我也是失礼的。在说这话的时候，最好不要带上某种情绪，更不要试图与之争辩。然后再去与他的家人谈谈，明确你的立场并纠正他们对问题的认识。当然，这样的谈话不要在诡谲多变者的面前开展。这是本着矫正诡谲多变者言行的目标去解决问题的方式，但并非是说服某个人去改变情感。

2. 相处的过程中，尽量避免摩擦的产生。研究发现，诡谲多变者多喜欢没事儿找茬儿，因此在受到他们的撩拨时，最好克制一下自己的情绪，尽量不与他们发生正面摩擦或冲突，因为你的反应越激烈，他们的言行就会越过分。

3. 当诡谲多变者向你传递了某种消极的负面情绪，你要迅速醒悟，并终止与他的目光接触，阻止负面情绪的继续传送，同时深呼吸再大口吐气，想象你已经将这种情绪送了出去。如果还是不行，那就去做一些能够让自己放松下来的活动，比如泡澡、跑步、听音乐等。

4. 不要随便听信诡谲多变者向你发送的负面信息。比如他们告诉你某某很自私很恶毒，如果你信了，那无疑将会影响到你的人际关系。信息是否属实，还要你自己去评判。

我们在面对以上"情感吸血鬼"时，找到应对和相处的技巧至关重要，

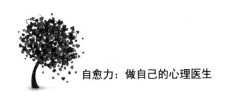

有时候我们还需要有良好的自我认知能力以及自我调节的自控能力，不能让负面情绪肆意蔓延，否则局面将会不可收拾。也许"情感吸血鬼"们给你带去的是无尽的烦恼，让你的情感世界不得自由，甚至一度令你失去自我，但如果换个角度来分析，他们又何尝不是唤醒真实的你最好的工具呢？因为在寻找应对方式和相处方式的过程中，你也在认识和发现一个最真实的自己，不是吗？

第三章
心理自助——告别病态心理

你知道家庭环境和父母的管教方式会引发心理问题吗？自私、压抑、怀旧、虚荣、空虚、贪婪……这些普遍存在于人类内心深处的病态心理到底是如何发生、如何影响人们的正常工作和生活的？我们将在本章中详细介绍摆脱以上病态心理的技巧。

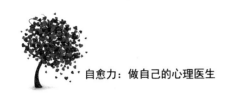
第一节 你敢承认自己自私吗?

❤ 关于自私心理的研究

哈佛大学行为科学家戴维·兰德曾经发起一项课题研究，即人们最自发的冲动是源自合作还是自私。他组织一些研究者，在一家网站上做了测试，网友们可以通过这个网站报名，用做少量的工作来挣点小钱，类似于标记照片或转录文字的工作，这其实是一项尝试了解人们的直觉的实验，并且在该网站上，实验人员还可以接触到大学本科生以外的社会群体。

在某些实验中，被试者被要求在一场执行决定的游戏中单独玩一个回合，这个游戏经常被心理学家和经济学家拿来做实验，被称为"公共货物游戏"。每一个被试者被安排在一个有 4 个科目的组里面，实验人员还给了他们每人40 分钱；无论被试者最后的储蓄是多少，都会加倍，并且会在 4 个人中均摊。

实验人员要求他们在每个科目里自愿选择存放储金的数额。也就是说，假如大家都把各自的 40 分钱存起来，那结果就是，所有的玩家到最后的钱都会成倍增加，这显然是最合适不过的了! 该游戏可以借助合作奖励贪婪——假如其中有一个玩家一分钱都不放的话，那么，其他的三个玩家就要将他们的钱拿出来均摊，最后这个一分钱都不放的贪婪玩家便会得到 60 美分，加上他原有的 40 美分，总共可获得 1 美元。这一点已经被实验人员毫不隐讳地公布在游戏的说明里了，如果 4 个人中所有人都不放的话，结果大家的储金一分都不会增或减。

而实验的实际情况是，没有人不存放储金，并且迅速做决定的人平均存放的金额为 27 分，而做决定比较慢的人平均存放的金额是 21 分。

在实验的下一个阶段中，实验人员要求某些被试在 10 秒钟以内做出决定，而其他的人就需要等待至少 10 秒钟的时间。在这些时间里，大家都可以考虑自己将要存放进去的金额。结果是，快速做决定的人存放进去的金额还是明显高于那些犹豫不决做决定的人存放的金额。

此外，实验研究人员还在一个实验室里，对一群年轻人进行了实验，结果发现他们在实验室里时存放金额会更少，那些能够迅速做出决定的人依旧比犹豫不决的人存放得多。

以上实验均说明了一个发现，那就是人们在迅速做决定时更倾向于合作。心理学家也认为，做出选择的速度越快，该选择就越倾向于直观抉择。简单地说就是，想得越多，合作成分就越少，自私心理反而越发凸显。戴维·兰德认为，人们一旦停下来去思考，就会很快意识到现实情况，并开始考虑如何获得好处甚至能够侥幸成功，在理性中做出的决定，合作成分就会明显减少。

❤ 你自私吗？

心理学家一直在尝试研究人们为何选择合作，又会在什么情况下表现出合作，这是一个关于自私问题的研究，也是与人性相关的问题。那到底什么是自私心理呢？

自私其实是一种较为普遍的心理现象，属于病态心理范畴。自私就是自我和利己，是一个人只顾自己的利益而不顾他人、集体、国家甚至整个社会的

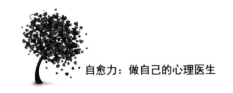

利益的表现。现实生活中，每个人都有自私的想法，都存在自私的言行，只不过这种自私的程度不同罢了。比较轻微的自私心理是有私念、计较个人得失、忽视公德；而比较严重的自私就表现为为获得一己之利而做出诸如杀人、诬陷他人、侵吞公款等铤而走险的事。可以说，自私心理是一切罪恶的根源，包括贪婪、妒忌、吝啬、虚荣等病态心理，均源自自私。

小刚是一个从小就很爱学习的孩子，从读小学一年级开始到初中一年级，小刚一直保持班级前三名的好成绩。但是最近，小刚却变得很反常，妈妈发现他经常发脾气，比如，爸爸如果没有时间带他出门，他就说爸爸的坏话；有时候妈妈因为忙，忘记给他热牛奶，他就开始抱怨。就在清明节那天，一家人都去给过世的亲人上坟，但小刚却很反感地认为那是在浪费时间，有这时间自己都写好作业了。

有一次，小刚的小姨生病住院，妈妈每天都要去医院照顾她，结果照顾小刚的时间自然就减少了。按理说，已经十几岁的小刚应该可以自理了，也应该理解一下大人的难处，但他还是很生气地朝妈妈发脾气，还说小姨自己生病，怎么还要别人照顾？妈妈明显感觉到小刚的变化，担心这样下去，不利于小刚的成长。而近期老师也向她反映说，小刚在学校经常和同学闹别扭，原因也都是一些小事。

马先生的情况和小刚类似。现年47岁的马某在一家私企上班，工资不算高，但还可以勉强地养活一家子。马某从小就生长在穷人家庭，那种穷苦的日子他是受够了，如今即便住进了县城，生活水平有所提高，但因为儿时的经历，他还是习惯算计着过日子。去市场买菜时，经常为了一毛钱和摊主争得面红耳赤，总觉得要占点便宜，才算对得起那份买菜钱。除此之外，马某在单位也很看不惯那些比自己年轻但职位却比他高的人，经常心里不舒服，暗暗在心中诅咒别人。

不过，马某有一手绝活，大伙都很羡慕他，同事常常向他打探，结果每次都被他狠狠地赶走。最近，单位组织聚会，他找理由给推了，原因是他不想见到那些讨厌的人在他面前作乐，看着就心里窝火，他甚至还想哪天有机会给他们一人一颗药丸，叫他们见鬼去吧！

前阵子，领导要求马某带几个徒弟，将手艺传授给年轻人，但马某哪里愿意，当场就直言不讳地拒绝了，还宣称就是把手艺带进坟墓里，也不会传授给任何人。大家都说他自私，但马某觉得他们那是妒忌，还让妻子给评评理。马某的妻子听后也认为是马某过于自私了，话不投机，马某就大发雷霆，还说天下没有人理解他。面对妻子提出的离婚要求，马某自私地告诉她说："想离婚，门儿都没有，我就不给你自由，看你找谁过去！"

实际上，小刚和马某均属于自私的表现。从心理学的角度分析，这是比较常见的自私心理。

探究发现，自私的心理特征主要有以下几点：

一是深层次性。心理学家认为，自私是存在于人的内心深处，属于一种类似于本能的欲望追求。人类在物质需求的基础上有了更多的生理、精神和社会等方面的需求，这是推动人的行为的最初原始动力，有需求才有行为。但在现实的生活中，人是不能为所欲为的，而是要遵循一定的社会规范、道德以及法律的约束和制约。人一旦抛开以上制约因素，一心只想满足自己的欲望需求，就形成了自私心理。这种自私心理深藏在内心的思想活动之中，并隐藏在人们的各种需求结构之中。

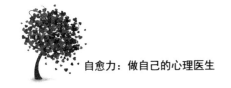

二是下意识性。自私心理的深层次性决定了它的下意识性，即人们根本不会意识到自己自私心理的存在，有的人在做出一件自私的事情时，并不会意识到自己的自私，甚至还会觉得心安理得，理所当然。这一点决定了自私心理的范畴——病态社会心理。

三是隐蔽性。深层次性和下意识性决定了自私心理的隐蔽性，这种不以人的意志为转移的心理和行为与社会道德规范是相违背的，更是被众人所抵制的。所以，即便自私的人意识到了自己的自私心理和行为，也未必敢于承认，同时还会以各种隐蔽的手段和方式为自己掩饰。

而关于自私的行为特征，研究者也总结如下：

1. 违反公德约束。社会公德是人们在社会生活中应当遵守的道德准则，比如不随地吐痰、不闯红灯等，但有自私心理的人就会公然漠视，比如，在一大清早就打开音响，自己是在享受清晨的美好时光，却没有想到邻居还没起床；或者自家的东西不舍得用，得知是别家的时，就觉得浪费点没什么；搞卫生时只把自家的角落打扫得干干净净的，公共区域却堆满了垃圾，谁也不肯主动清理等。

2. 妒忌心强。看不得别人比自己好，容不得有人超越自己，这是自私的人最典型的妒忌心理。在学习或工作上，自私的人会嫉恨那些能力比自己强的人，甚至有时还想办法诬陷对方，直到让对方变得不如自己为止。过强的妒忌心会驱使一个人做出疯狂的举动，甚至包括一些违法的行为。

3. 感情关系畸形。自私的人在感情关系中也不失自私的表现，比如，他们会为了满足自己的需求而玩弄对方，甚至不惜插足别人的婚姻家庭，充当第三者；还有些人会在自己升官发财之后，抛妻弃子另结新欢，还公然无视事实，而宣称是对方不忠等；此外，在如今的很多征婚网站上也有许多谎报信息的征婚者，隐瞒真实身份，可以抬高身价以吸引他人目光，骗取感情，甚至酿成无数惨剧。

4. 技术的垄断或剽窃。如果具体到职业问题，有自私心理的人宁愿将自己的手艺或技术带进棺材，也不愿拿出来教人，比如以上案例中的马某，手上有技术却不肯传给任何人。当然，一直以来还有一种传授手艺的说法，即"传男不传女"、"传女不出嫁"或"传给徒弟，饿死师傅"等说法，均属于自私心理的表现。除此之外，如今社会还衍生出了另外一种风气，即技术剽窃，将别人的专利技术剽窃过来为己所用等。

5. 以财谋求私利。社会上一直存在一种"拉关系，走后门"的风气，人们为了得到地位和声誉，不惜用金钱和厚礼去贿赂有权有势之人，以求得到便利。诸如此类的行为均属于自私的行为。

6. 用既有权利谋取私利。总有那么些有权之人，利用自己的权力和地位谋求私利，不顾无权之人的处境，无视国家民众的利益，一心只为满足一己之私。

❤ 自私心理的调适方法

针对以上小刚的例子而言，有心理医生分析，小刚的自私心理其实受家庭环境影响的成分居多。小刚爱学习是一件好事，但他已经逐渐发展为自私，只考虑自己，不管他人的处境和感受，学习成绩的优秀并不能掩盖他自私、冷漠、没有责任心的性格缺陷。这种情况如果持续下去，成年后的小刚根本不可能适应正常的社会生活。心理学家认为，一个人在某项知识、技能方面有缺陷不可怕，可怕的是在人格上存在缺陷，因为人格缺陷将会贻害其一生。可见，拥有一个健全的人格要比学习知识重要很多。

然而，青少年时期的健全人格培养的关键在于家庭，是否有一个良好的

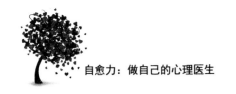

家庭教育条件以及家长的各种言行举止，均会影响到孩子人格的发展，因为孩子在未成年之前的个性可塑性是非常强的。

这也是我们在本章的第一节中所提到的问题，家长们往往为了让孩子安心学习，都会告诉他们："你只要好好学习就行了，别的事情都不要操心。"或者是阻止孩子去做自己想做的事情，勒令其赶紧去学习等等。事实上，鼓励孩子好好学习本来无可厚非，这是很正常的事，但家长也不能一味地要求孩子学习，学习之外的事情一律要求其不能接触，或者把孩子的考试成绩单当作是全家情绪好坏的晴雨表，成绩好就皆大欢喜，一家人都喜气洋洋，成绩不好则开始唠叨和责备，甚至打骂，一家人的情绪都跌落到谷底。其实完全没有必要如此，这样只会给孩子造成更多的心理负担，严重时还会造成孩子的心理向异常方向发展。

因为孩子的个性可塑性还是很强的，所以心理医生针对小刚的情况，给他的父母提出了以下几点建议：

1. 家长要转变以往那种以成绩为天的观念，不要过分重视分数和排名，让孩子能够在轻松的环境中自由地学习和体验学习的乐趣，而不是要求其为了分数和排名而每天啃笔头，只有这样才能彻底激发起其被压抑已久的潜能。

2. 家长要以身作则，用自己的行为模式去正确引导和教育孩子，多进行心灵沟通。沟通的内容不要总是局限于学习，可以是其他任何孩子感兴趣的事情；此外，还可以交代给孩子一些家务活，比如要求他们自己洗袜子、自己去超市买需要的文具等，而不是包揽一切，只有这样才能培养起孩子劳动的能力和责任心理。

3. 家长要鼓励孩子多交朋友。如果和同学有矛盾时，也不要总是护着自家的孩子，首先要弄清楚事实，分清责任在谁，同时也要教导孩子学会换位思考，用心理解和体谅他人。

案例中的马某已经是一个成年人了，可以说，他的自私心理已经成形，和小刚的情况并不一样，需要用另外的一种方式来克服。自私作为一种病态的社会心理，专家认为，克服自私心理可以充分发挥个人的主观能动性，进行矫正训练。

1. 使用内省法。内省法是构造心理学派主张的一个方法，是主要借助自我观察去研究自身心理的一种方式。因为自私的下意识性和隐蔽性，所以，要想克服自私心理，首先需要我们经常对自己的自私行为做观察和自省，用客观的眼光和符合社会道德规范的一套标准去衡量自身行为；一旦发现有自私的心理和言行出现，就要立刻意识到错误并对自己的思想观念和价值观进行深刻反省，同时也要多看一些无私奉献人士的故事和传记，向那些无私行为看齐，并且敢于在自己的自私行为中总结危害。

2. 行动起来。内省法可以让一个自私的人意识到自私心理和行为的存在及危害，帮助其纠正以往不良的自私心理。在此基础上，还需要有进一步的实践训练，即多做一些利他之事。譬如，主动关心和帮助他人，主动给有困难的邻居帮忙等。如果自私心理比较强，还可以从生活小事做起，如不拒绝他人的请求，借出自己的电话或自家的扫帚，也可以主动给予对方帮助等。在这些简单的小事中体验乐趣和被人肯定的幸福感，收获前所未有的、纯净的成就感。

3. 回避疗法。很早之前就有人提出一种治疗愤怒的方法，即回避疗法，当一个人的怒气即将爆发时，想要立即停止，就可以用手掌在墙上钉钉子，以惊醒当事人，不要乱发脾气。类似的方式也可以用于自私心理的矫正，一个人如果真正下定决心要改正自私，就能够意识到自己的自私念头和行为。一旦意识到，就可以立即自行做出制止行为，比如用橡皮筋弹自己的手腕，在痛感中

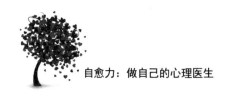

醒悟并停止自私的念头或行为。当然，必要的时候还可以找一个值得信赖的朋友，充当制止者或监督者。

第二节　长期压抑滋生病态心理

　　巡警陈某在翡翠湖景区巡逻时，听到一阵阵从湖心传过来的喊声："我对不起爸爸，对不起妈妈……"喊叫声一直在湖面上飘荡。陈某警觉不妙，从声音和语气判断，当事人的情绪异常，便立即奔向湖边，发现距离岸边五六十米远的湖中央位置，有一个人影在不停地拍打水面。当时虽然天色已经较晚，但湖边还零零星星有几个人，只不过大家都没有当一回事儿，也有人说，不久前看到一个小伙子下水了，之后就没见他上岸。因为担心湖中心的年轻人的安危，巡警陈某便大声向对方喊话，希望他赶紧游上岸，不要做傻事；与此同时，陈某一行人也在争取时间，一面向湖中央投射远光灯为其照明，一面找到景区管理方，要求其以最快速度打开景区的所有景观灯。紧接着，另外一名巡警也找来了救生圈，绑好了安全绳，准备前往湖中心施救。这期间，湖中心的年轻人一直在不间断地高声喊叫，不断发出自责的声音。

　　最后，巡警因为安全绳不够长，便联系了消防部门，还拨打了120急救电话。不过，好在小伙子还比较理智，也许最后是因为喊累了，他开始朝向湖对岸游去，从他的位置游到对岸距离较近，也比较节省体力。巡警见状赶到对岸，检查其身体状况，发现并无大碍。问及为何深夜还在湖中心不回家时，小伙子犹豫了一下，才将事情的原委告诉了巡警。

　　原来，这位小伙子姓李，今年才20岁，还在读大学。前段时间因为学习和人际关系方面的原因，他一直很郁闷，找不到朋友倾诉，他只能独自一人来到湖心发泄情绪。李某最后表示，自己原本就是想到湖里让自己清醒一下，发泄发泄情绪，但没想到因为周围太黑暗了，所以他一度迷失了方向，好在他会游泳，有了方向就可以自己上岸了。

不过，细心的巡警还是觉得李某没有完全说实话，因为他在岸边丢下了书包，如果仅仅只是想下水发泄情绪，为何连衣裤、鞋帽都不脱，就径直下水了？或许事情的背后还另有隐情。

这场看似闹剧的事件，让李某的家人和老师都多了个心眼。在老师眼里，李某平时很低调，很少见他与同学们一起出行，基本每次见他都是一个人，一个人去上课，一个人去食堂吃饭；而在李某的母亲看来，儿子在家还是很乖的，经常帮忙做家务，但就是不喜欢和家人谈心，也从来不在他们面前抱怨什么。

但实际上，李某如果不是极度心理压抑，又怎么会深夜一个人跳进湖心呢？专家认为，李某必须及时缓解压力，找到正确的倾诉和发泄途径，不能再继续压抑下去，否则后果将不堪设想。

在一个人受挫后，把一些不被自己接受的冲动或念头统统抛在记忆之外，并在不知不觉中压抑到潜意识里，推迟满足需要的时间，或者是主动将自己的不幸和痛苦忘掉，以便轻松地去迎接下一次的考验，进而起到暂时避免焦虑、紧张和冲突的作用。表面上看来并没有什么不妥，但那些被抑制的负面情绪却没有得以消除，而是变成了一种潜意识，让人的心态和行为变得消极，甚至古怪起来。也就是说，压抑其实是一种病态社会心理，和自私一样具有危害性。

下面就让我们一起来了解一下，究竟压抑有哪些行为表现以及压抑都有哪些危害和特征，正在遭受压抑的人要如何及时地做好心理调适。

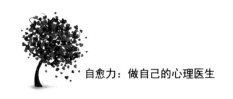

首先，关于压抑的行为表现及其危害性，心理学家认为，挫折和压抑两者之间基本互为因果关系。各个年龄段的人都有可能存在一定程度的压抑心理，个体的压力和挫折令其产生自卑、沮丧、自我封闭、焦虑、孤僻等病态心理和行为，如此循环，压抑感也会更加强烈。压抑的行为表现及其危害性主要有以下几种：

1. 抑郁情绪。产生抑郁情绪的人会感到忧心忡忡、失眠、注意力难以集中、性格孤僻、不合群，甚至开始自我封闭。这类人常常感觉不到自身价值的存在，对前途倍感渺茫。

2. 优柔寡断。意志力薄弱，缺乏主见，做事常犹豫不决，没有自信。

3. 厌倦情绪。对生活失去信心，做事效率低下，对任何事情或人都打不起精神，总是一副懒懒的样子，成就动机急剧下降，不愿意承担社会工作与义务。

4. 躯体化焦虑。长期压抑的人会出现明显的焦虑感，并以躯体不适的形式表现出来，譬如肠胃不适、头疼等；也有些人会将这种焦虑情绪发泄在食物上，常常暴饮暴食，结果引发肥胖症。

5. 社交障碍。不愿与人打交道，懒得说话，表情呆板或敏感多疑等，都会给人际交往带来影响。

6. 改向行为。消极的思想和情绪会转化为一种潜意识，而这种潜意识又会以动机的形式表现出来，形成某种行为的驱动力。那些被压抑的情绪或思想最终会以改头换面的方式"爆发"出来，譬如上述例子中的李某，在学习和社交上产生的负面情绪让他觉得愧对父母，但又无法在父母面前表达或发泄，只好压抑下去，并最终独自一人选择在湖里发泄对父母的自责和惭愧之情。

其次，压抑心理的特征主要有内向性、消沉性和潜意识性。内向性主要是指当个体开始与外界发生冲突时，个体的反应不是与之进行积极的沟通和调节，而是选择逃避和退缩，回到自己的主观世界之中，自我约束和自我克制，以求获得安宁。而消沉性是指那些被压抑下去的情绪并未真的消除，还隐藏在潜意识里，使人越来越消极，越来越没有精神，失去最初的动力，变得不知所措。潜意识性即是说那些被压抑的消极情绪转化而成的潜意识力量，变成驱动行为的内在思想动机。

最后，一个人如果对自己的思想、行为长时间进行过多的压抑，势必会导致心理和行为发生异常。所以，压抑心理必须要消除，当事人需要找到一个正确的缓解压抑情绪和克服压抑心理的调节方法。而在介绍调节方式之前，我们也有必要对压抑心理的成因做进一步的探讨。

研究发现，压抑心理的产生是外界因素和个人心理因素共同作用造成的。单就外界因素而言，主要有以下三大原因：

一是当事人受到的约束过多。在当今社会，行为规范是每个人都必须遵守的，这也是约束个人行为的一大标准。但内心压抑的人遭受的约束可能更多，比如家庭的过高期望、学校的管束和纪律规范、工作单位的严格要求等，这些约束同时作用，会给当事人造成不小的心理压抑和负担，加上这些情绪很难及时得到处理，便会导致其越来越压抑。

二是人际关系不佳或紧张。有部分人很重视友谊，喜欢人与人之间有近距离的心灵交流，但有时不可避免有摩擦产生，或者得不到他人的真心接纳，也或者是多年好友关系出现紧张等。一系列疏远的人际关系令其社交需求得不到满足，自信心下降；多年的好友关系出现紧张，会导致当事人精神和社会方面的需求难以获得满足；人际关系处处受挫，都会引发挫败感和孤独感，而当事人无力改变，只好采取回避的形式自我消化。

三是工作量繁重或学习任务过重。工作和学习是伴随人一生的活动，小

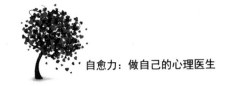
时候要学习，长大后要工作，而人们在从事这些活动时所取得的成绩是与其能力相适应的，如果个体期望很高，却不能取得理想的成绩，心里难免就会有落差。如果长期面临这种情况，内心的焦虑和挫败感得不到及时清理和正确的发泄，就会越来越压抑，学习成绩或工作效率也会因此而下降。

了解了压抑心理的成因，我们就要从以下几个方面重点着手调节，做好心理调适工作。

1. 给自己列一份简短的清单。关于任务，我们可以尝试着给自己制定完成任务的计划，但切忌贪多，在一份计划书中如果满满都是你的目标，那就很难按时完成了，完不成反而会给自己徒增许多压力。所以，从现在开始，不要贪多，每天坚持做到两件或三件事即可，一个星期积累下来也不少。

2. 每次只做一件事。如果你试图在一个时间段内完成多项任务，那是不大可能的，不仅做不好，压力也会很大，注意力也难以集中。所以，当你意识到现在需要做某件事时，那就专心去做，不要企图用两只手端起四只碗。

3. 做不完也不要太苛求。在你的清单里有那么两三件事情是今天的目标，但你发现生活有时候并非如我们预期的那么顺利，会有很多干扰因素。当你因此而受到影响，没有能够完成这些任务时，也不要过分苛责自己。你没做，世界不会毁灭，太阳明天还是会照样升起，所以，根本没有必要如此严格要求自己。

4. 避开令你压抑的灰色空间。这里的灰色空间是指工作、学习和生活的混淆地带，比如，你在单位没能及时完成工作，想带回家处理，或者把家中的不良情绪带到了办公室里，尽管这种情况有时候很难避免，但最好尽量避开，因为它们确实会给你带来不小的压力。所以，如果你想克服压抑心理，远离压抑带来的所有危害，那就要坚决做到下班后不工作，工作时不要再想家中的事情。

5. 充分享受当下。避开了灰色地带后，也千万不要再去思前想后，心不在焉，这样就不能做好眼前的事了，比如工作时就好好工作，在家休息时就好好休息，多与家人聊天，尽情享受闲暇时候的轻松。也就是说，当你全身心地投入到你正在做的事时，集中精力从事当下的任务，你会体验到来自心灵深处的愉悦感。

6. 早点出门。每天出门上班或上课，大多数人基本上都要经历一段路程，浪费一段时间在路上，但有的时候汽车拥堵，你不得不迟到了，或者你在路上因为买早餐耽误了时间，这些都有可能导致你迟到，压力也就在无形中加大了。所以，为了更轻松一点，你不妨早点出门，路上的时间虽然有点长，但因为时间充裕，你也不至于过于匆忙。试一下，一段时间以后，你肯定会感到压力减轻了不少。

此外，不妨按照以下建议试着改变一下自己的思维或习惯。

1. 转变以往看待世界和社会的观念。这个社会上没有绝对的好与坏，更没有绝对的光明或阴暗，所以，不要完美主义，更不能把社会想象得过于理想化。你应该允许有一些不公的现象出现，也应该允许有人天生"命好"，这些外在的因素不应该成为阻碍你开心和积极起来的理由。

2. 全面正确地看待自己。没有人会比你更了解自己，所以，你应该相信自己的能力，哪怕有人提出质疑和否定，他们并不了解你；此外，你要接受来自身边的亲人和好友的鼓励和肯定，相信自己可以做到更好，有自信的人是永远不会落后的。

3. 积极从事富有建设性的活动。压抑会使人变得没精神和懒散，你越是任由其发展下去，便越会无精打采，情绪也会更加压抑。所以，现在不妨行动

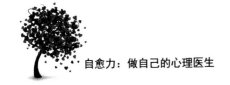

起来，去做一些可以提高你的积极性的事情，重新想想你的兴趣爱好，然后列出一份工作、学习、娱乐、消遣等活动的清单，并在做这些事情时充分享受其中的乐趣，找回自信心。

4.坚持锻炼。心理学家发现，很多精神压抑的患者都会借助体育锻炼去缓解心理的疲劳感，出了一身汗，浑身上下便会倍感清爽，似乎毛孔全部被打开了，内心的压抑感也随之被释放，可谓是获得了身心的彻底放松。所以，如果你还没有体育锻炼的习惯，那不妨从现在开始为自己制定一套锻炼身体的计划，用跑步、散步、骑自行车或登山等体育运动赶走焦虑和压抑的情绪。

5.打开心门，拥抱快乐。心理学家已经发现，一个人的行为会影响其情绪，转变行为也会顺利地转变情绪。要知道，一个人如果过于封闭自己，总是埋头于工作和学习，长此以往势必会感觉枯燥无味，思维变得迟钝，心情也愈发沮丧。所以，赶紧改变一下这种工作和学习方式吧，每天除了做这些事情，其实你还有很多可做之事，比如和朋友一起聚餐、郊游、看电影等，这些社交活动不仅会拉近你们之间的关系，还能将你心中的压抑彻底赶走。

6.回归大自然。大自然有一种很神奇的力量，比如当一个满腹心事的人面对高山、大海时，他（她）会顿时释怀；一个忧心忡忡的人一旦走进丛林，感受一下那属于自然界的静谧时，便会顿觉身心舒畅；有时候哪怕就是那么一声鸟鸣，都会令整个人为之一振。所以，真的感觉很郁闷时，不妨去公园走走，有条件的话，最好是去田间地头走一走，或者在河边、竹林中待一个小时，全身心地投入到大自然的怀抱里去，对压抑心理的调适会起到非常好的作用。

第三节　别让虚荣心膨胀

　　有调查显示，几乎有90%以上的大学生喜欢假冒时尚族或有钱人，不是香奈尔就是普拉达，大家在追逐名牌的同时，也在不停地谈论着各自的品位。但实际上，也有不少大学生反映，其实那些所谓的名牌，爱上网的人都在淘宝上看过，只不过是仿品而已，可总有人将一个200块钱的包说成是上万元的名牌包。由此，"爱装一族"就在校园中盛行开来。

　　贾某就是"爱装一族"的成员之一，她经常和室友一起去逛街，有时候买了一件几十块钱的衣服，穿出去有人夸好看，她便毫不犹豫地说："那是，好几百块呢！能不好看吗。"其实同学们也就是随口那么一说，她便当真，还借机"炫富"了一把。有一次，室友实在看不下去，便当场揭穿了她，俩人因此不再说话。后来，这位爱"炫富"的贾某越来越不招人喜欢，朋友也越来越少了。

　　调查发现，在这些"爱装一族"中，大家"装"的78%是装时尚、装品位，60%是装有钱，也有部分人是装有权、装有文化、装高雅，甚至装有关系等。

　　调查人员还发现一个家庭条件不好的学生，每个月的生活费很有限，但他还是省吃俭用，拿这些钱买了一双耐克鞋。心理学家认为，校园中的这些年轻人，当然也包括社会上的一些青年或中年人，他们对名牌或权势等的热衷，其实更多的原因是期望获得关注和认同，但如果过度了，就有爱慕虚荣的嫌疑。而在这些"爱装一族"的背后，都有某些因素在作祟，其中多数还是因为虚荣心理和攀比心理的作用。

　　心理学家认为，日常生活中做自我包装是必要的，但最重要的是要对自身有个准确的定位。一旦走进误区，就变成了虚荣。所谓虚荣，其实就是被扭

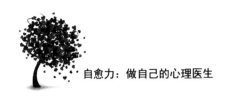

曲了的自尊的表现。虚荣心理人人都有，男女皆有，但研究表明，女性的虚荣心理比男性要强烈，是个体为了获得荣誉和引起关注而呈现出来的一种不正常的社会情感。

在这种虚荣心理的作用下，个体往往为了追求面子，追求外在的华丽，不顾自身的现实条件，甚至还会产生一些比较可怕的动机，对自己以及周围的人造成严重危害。也就是说，虚荣心理作为一种普遍的心理现象，出发点往往是要引起关注，包括追赶时下潮流，但这种虚荣心又不同于功名心。

功名心理属于一种竞争意识和行为，是个体希望通过踏实的劳动和工作获得功名的一种心理，在某种意义上，功名心要比虚荣心带有更多的褒义。虚荣心理过强的人通常追求的是华而不实的排场，喜欢攀比，比较浮躁，不能踏实工作；甚至有自负人格，嫉妒心也很强。可见虚荣心理是一种病态的社会心理，是万万要不得的。

研究指出，虚荣心理的形成不仅与社会环境有关，也与一个人的需求有关。

社会环境因素主要包括社会阶层和地位、社会文化等。社会存在不同的阶层，各个阶层占有的资源比重各异，这使得部分人对自身拥有的资源不满足并试图进入社会高阶层，占有更多的社会资源，而该目标在受到现实的重创之后，自尊心也在一定程度上受到打击，为了达到心理平衡，虚荣心理的调节机制便开始启动了。在社会文化方面，受"出人头地"、"衣锦还乡"、"学而优则仕"等观念的影响较深，部分人会选择用自我拔高的方式或通过调整形象的途径来展示自己。

个人需求主要包括个体的生理需要、安全需要、归属感以及爱的需求等，这些归结起来其实就是个人在心理上对自尊的错误理解，认为要面子就是要外表光鲜或排场足够大等，以为有面子才是有自尊。其实这都是对自尊的误解，需求及时纠正，方能克服虚荣心理。

此外，也有研究发现，虚荣心强的人多在人格上有戏剧化表现，比如性格外向、冲动、善变、装腔作势、缺乏真实的情感，他们的情感反应强烈而浓厚等；同时，虚荣心理其实也是自卑、心虚等心理缺陷的一种补偿。

虚荣心理在现实生活中的表现和危害，主要有以下几种：

1. 物质生活方面。虚荣心理强的人往往追求富足的物质生活，主要表现为一系列攀比行为，别人有的自己也要有，而不考虑自身的实际情况，盲目攀比的后果是自食其果。

2. 社会生活中的虚荣行为。部分虚荣心强的人喜欢在人前夸耀、炫富，甚至不惜用吹牛、夸大事实、欺骗等手段来表现自己，诸如此类的炫耀行为都属于病态的虚荣行为。为自己制造一些虚假的光环，活在自我营造的、虚幻的绚丽世界之中，虽然暂时满足了自己的虚荣心理，但迟早有被揭穿的一天，那时候虚荣者就会失去一切，包括身边那些所谓的朋友。

3. 精神生活中的虚荣表现。虚荣心强的人大多嫉妒心也很强，在他们眼里自尊是和面子相联系的。在社会活动中，通过比较在内心世界中逐步建立起一种无人能够超越的自我意识，这种自我意识会再次驱使个体与外界进行比较，别人越不如自己，个体的自尊感就越强，觉得越有面子。

他们已经认定了自己是没有缺点的，所以一旦有人比自己突出，个体就会受挫，产生极其强烈的妒忌心，**进而表现出排斥、打击、挖苦、疏远，甚至开始与之进行正面较量；另一方面，为了夺回本该属于自己的"光环"，他们还会在暗中悄悄做手脚等。俗话说，纸是包不住火的，事情最终会有败露的一天，到时候这些人就会成为众叛亲离的对象。**

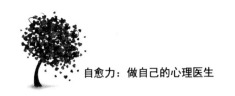

可见，现实生活中的虚荣心理和行为是必须克服的，因为它不仅威胁到个体自身的生活质量和心理健康，还会给其身边的人以及社会带来危害。

心理学家认为，虚荣心理可以通过自我修复完成，即个体自己可以为自己做心理调适，通常情况下，都能够得到缓解和克服。

第一，全面了解自己，认识虚荣心理。虚荣心理在心理学上属于一种性格缺陷，源自对自尊心的错误理解。自尊心人人都有，每个人或多或少都有点虚荣，但过度的虚荣往往会给自己以及身边的人带来危害。所以，要摆正虚荣心的位置。

如果你对自己的能力和水平有过高的评估，喜欢到处炫耀自己的特长，爱班门弄斧，排斥批评，喜欢赞扬，这是虚荣；如果你经常在外人面前炫耀那些与自己沾亲带故的有权有势之人，是虚荣；如果在上司面前好言奉承、时时不忘拍马屁，对同事或下属又冷眼相对，是虚荣；如果家境不好却依旧追求时髦和名牌，到处显摆阔气，是虚荣；如果明知自己有缺点却还是矢口否认，反将责任全部推给别人，是虚荣；见不得别人比自己好，处处都要力争上游，也是虚荣……

第二，认清虚荣的危害以及虚荣与自尊之间的差异。虚荣的人大多外强中干，少有对外界袒露心声之人，别人或许早就将其看透，长此以往，不仅没有了好形象，也会给自己造成沉重的心理负担，与最初的目标背道而驰。此外，要想克服虚荣，就要正确理解自尊。心理学中的自尊的定义是自我尊重，是个体对自身的社会角色进行自我评估的结果，它主要表现在自我爱护和自我尊重这两个方面，其次也有需要他人、集体以及社会尊重自己的愿望。

有观点认为，自尊是一种自我价值感，是个体对自己综合价值的一种肯定，建立在社会比较、他人比较、自身成败经历的自我肯定的基础之上。因此，弄虚作假等虚荣行为是与自尊相悖的，是一种不自重、不自爱的行为表现。一个人自我价值的实现和肯定是不能脱离了社会现实的需要的，只有建立在社会责任感之上并且正确理解和认识权力、地位以及荣誉内涵的，才能真正做到自尊。

真正有自尊的人从来不会掩饰自己的缺点，他们善于取长补短，敢于进行深刻的自我批评，以便更加完善自我，而不会借用身价高、有权力和地位的亲友去抬高自己的身份，更不会夸夸其谈，把所有的责任和失败都归咎于他人。可见，真正的自尊是在谦虚、真实和积极进取的努力中获得存在意义的。

第三，调整需求。人类的需求有最基本的生理需求，也有更高层次的精神需要。但我们必须知道，在某些时期和某种条件之下，哪些需求是必需的，是合理的，而哪些需要是多余的，是不合理的。对于那些多余的、并不合理的需求就不要过分在意了，学会知足常乐，由内而外地提升自己就非常好。

第四，避免从众。心理学中有一个"从众效应"，指的就是跟随大众的一种心理和行为表现。但从众有好也有不好，对于那些负面的潮流和风尚应该尽量避开、绕道而行。心理学家发现，虚荣心理正是这些不好的负面潮流的消极作用造成的恶化与扩展。譬如，社会上流行一些酒席、婚宴讲排场、讲档次等，而虚荣心强的人往往就不愿"落伍"，便开始不顾自身经济条件和家庭状况盲目攀比，结果不仅劳民伤财，还导致自己负债累累，可谓损人不利己。所以，克服虚荣心理和行为，避免从众很重要，要站在客观的角度分析自身状况，面对现实，从自己的实际情况出发，摆脱从众心理的负面影响。

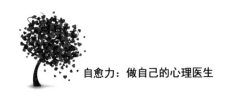

自愈力：做自己的心理医生

第四节　精神空虚是谁的错？

彭某是某地方政府的一名处级干部，现在已经50多岁，家庭圆满，工作稳定。但最近一年间，他经常觉得人生没啥意思，精神时常抑郁，还经常失眠，感到空虚无聊，总是不知道自己要做什么和人生有什么意义。

年过半百的他喜欢感叹时光，觉得自己走进了人生的黄昏阶段：首先在外貌上，他真心感叹"岁月是把杀猪刀"，不仅脸上已经布满了皱纹，连头发都花白了，走起路来也很难挺直腰杆，就连身边的人也开始一个劲儿地说："老头子""老同志"，甚至连邻居家的小孩都喊他"爷爷"了！

彭某觉得很无奈，心中生出无限感慨，又有许多畏惧，无从表达，内心的空虚感也更重了。不仅如此，彭某自称身体已经一年不如一年了，总觉得身体使不上劲儿，妻子每次都会提醒他说："你当心点儿！"这句话令他心里难受，从前可没听她这么提醒过自己，如今几乎是每天都要重复这句，他深知这句话并非多余，但彭某就是接受不了。

在工作方面，彭某现在虽然还是一个处级干部，但每次公司在人事方面做调整时，他都胆战心惊。自己是"提拔嫌老，退休嫌早"的尴尬年龄，每天按时按点地上班，要做的不外乎就是借"调研"提点小意见，不提不行，提多了又担心别人嫌烦，于是就开始怠慢下来，三天打鱼，两天晒网。但这种自由散漫的工作，彭某一下子根本适应不了，心里便更烦了，越是烦躁，就越是无所适从和空虚。

彭某的变化被老伴看在眼里，有一次，两人闲聊，老伴便劝他找心理医生看看，或许有点帮助。于是，彭某走进了一家心理诊所，将自己的情况向心理医生叙述了一番。

心理医生听完彭某的自述，认为他的表现属于心里空虚，主要是由于精神支柱丧失、错误观念或生活发生变化而引起，主要体现在畏老怕老，对周围的一切都持怀疑和否定态度，已经达到了神经质的程度，所以他才会出现失眠和精神不振的现象，是一种比较严重的病态心理，需要及时、准确地治疗，否则将会演变为精神疾病。后来，心理医生根据彭某的情况为其制定了一套心理治疗方案，并辅以药物治疗。

心理学认为，空虚心理其实就是一种百无聊赖、精神世界空白、缺乏信仰和寄托的心理现象，甚至有的人还沉溺于各种各样的娱乐消遣，打牌、泡吧，整天过着花天酒地、醉生梦死般的生活。

导致这种空虚心理出现的主要原因有社会和个人两大方面的因素。**首先在社会方面：**

一是社会精神支柱的失效。由于社会精神支柱的消失，使得个体暂时失去了社会信仰，失去了积极心理暗示的来源，让人变得失去进取的动力，而无所适从和茫然。精神支柱能够给人积极的心理暗示，从而激发人们积极进取，但社会总是不以人的意志为转移的，理想的社会模式往往被那些捉摸不定的形态所代替，令人难以适应，在这种情况下，个体很容易出现精神支柱崩溃的现象。

二是个人价值被抹杀。如果青少年总是受制于严厉的管教，成年人长期得不到社会的认可和肯定，或者年老者不能适应自身的转变以及子女不愿赡养等，都会导致个人价值遭受抹杀。

三是社交模式的畸形转变。现实生活中，不管是儿童还是青少年，抑或是中年人、老年人，每个人都需要社交，都需要沟通和友谊，并且在交往中要求遵守平等、志趣相投等原则，否则极易造成一方心理上的不平衡。而在如今

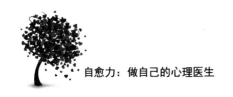
的社会环境中，由于政治、地位、经济等方面的悬殊，沟通的矛盾不可避免地出现了。

在个人方面：

一是自我贬低较严重，自信心匮乏。 人们各自生活经历的不同造成自我评价存在高低差异。也许是从小不幸的经历，父母早逝或离异等问题，都会造成一个人产生自轻自贱的认知评价，认为自己从来都得不到关怀和温暖，身份低贱，进而加剧了茫然和空虚心理。

二是对社会现实以及人生价值缺乏正确的认识。 空虚的人总是对社会存在以偏概全的认知，把自己的个人利益与之对立起来，当个人利益与社会利益发生冲突时，往往忽视社会利益而选择个人利益。而一旦个人利益得不到满足时，便感到绝望，甚至万念俱灰，加剧空虚心理。

三是精神需求难以得到满足。 现代社会，个体生存的物质需求和生理需求基本上都能够得到满足，但社会需求和精神需求往往就比较难。有些人付出了努力，但还是达不到预期的目标，便感到沮丧和绝望，严重时还会失去往日的斗志，变得百无聊赖。

那么，一个人如果有空虚心理，会出现什么样的行为表现呢？这些行为又会导致哪些危害呢？

空虚心理的行为表现及危害主要有以下几点：

1. 否定一切。这种否定行为在青少年人群中比较常见，主要表现为反抗、怠慢、蛮横、见异思迁、冷漠等心理现象，不但否定外界的一切，还否定自己。心理学家汤姆·利尔茨认为，儿童在向青少年时期转化的过程中，对外界的关心已逐渐减弱了，主要的关注转移到自己的内部世界。此时，向内部转移是由青少年内在的本能萌动引发，从而落入一种被称为"暴力性的不安世界"之中，即"否定阶段"，在行为上属于"虚无主义"。

2. 迷失方向。精神空虚、情绪低落、紧张、意志力薄弱的人，缺乏根据自身情况作出决定并采取行动的能力。他们不能把握事物发展的客观规律，容易受环境的影响，受到某些不良暗示的摆布等，比如很多空虚的人会选择去酗酒、赌博，甚至开始吸毒等。

3. 空虚心理是一种富贵病。空虚心理多在一些"大款"或"富豪"身上出现，因为特殊的家世或身份给他们带来很多意料之外的烦恼，为了排遣，只好采取在刺激中寻找欢乐的方式。

4. 空虚心理也是混日子的一种表现。空虚心理让一个人变得随大流，并且得过且过，没有理想，每天百无聊赖地混日子，不思进取。

可见，空虚心理是一种病态社会心理，需要及时加以调适。心理学认为，空虚心理如果不是很严重，可以自行做一些心理调适；如果比较严重，要像本节中的彭某一样征求心理医生的意见，并按照心理医生的建议加以治疗。在本书中，向大家提供一些自我调适的小方法：

1. 客观、现实地认识社会存在。正确看待社会的多元化和复杂化特征，看待社会发展的方向要全面，不要以偏概全，要看到主流。也就是说，要认识到社会有积极的一面，也有消极的一面，关键在于你怎么去看，用什么样的眼光去看。

2. 加强意志锻炼。挫折在所难免，逆境也无法拒绝，我们要学会接受和面对，而不是不堪一击。所以，在日常生活中要坚持意志力的锻炼，提高战胜失败和挫折的心理承受力，坚持做到能够在逆境中成长和成熟。在顺境中也不仅仅停留在经济追求的层次上，而是要更加关注精神富足等更高层次的追求，提升把握自身命运与行为的能力。

3. 学习榜样人物。日常生活里，可以多看一些名人传记类的读物，以加

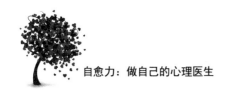
强自勉，从中感悟生命的奥秘所在，了解现实与理想之间不可避免的差距，化解消极心态，建立积极的心态。

4. 用音乐陶冶情操。音乐是舒缓神经的一大利器，具有严重空虚心理的人可以选择音乐疗法。

5. 积极参加社会实践。积极参与到社会实践中，培养多种多样的兴趣爱好，让生活不再一成不变，不再单调和乏味，久而久之，便能够赶走空虚。

第五节 欲壑难填为哪般？

法国人丹尼·狄德罗是18世纪欧洲轰轰烈烈的启蒙运动的代表人物之一，是当时赫赫有名的思想巨人。他才华出众，编撰出世界首部《百科全书》，另外在文学、艺术、哲学等领域都有卓著的贡献。

一次，一个友人赠送给他一件酒红色的长袍，这件衣服质地精良、做工考究、图案高雅，深得狄德罗的喜欢。于是，狄德罗便穿上了它，还把之前的旧长袍丢弃了。不久之后，狄德罗身着华贵的长袍在书房里来回走动，越发觉得周围的一切都和这件长袍不搭配，办公桌的陈旧让他觉得不顺眼，风格上也格格不入。于是，狄德罗决定把书桌换掉，还叫仆人到市场上买一张与那件长袍相搭配的办公桌。

新的办公桌买回来之后，狄德罗开始神气十足地审视自己的书房，结果马上又发现了一个问题，那墙上的挂毯看起来很吓人，针脚太粗了，和这件长袍以及这张办公桌一点儿都不搭配，于是他又命仆人换掉了挂毯。但是没多久，狄德罗又发现椅子、书架、雕像、闹钟等等摆设似乎都显得不搭调，狄德罗就一件件换掉，等到差不多将所有的东西都更换了一遍之后，狄德罗自得极了，他似乎已经拥有这个世界上最豪华、完美的书房了。

擅长哲思的狄德罗忽然发现，这一切的起因皆源自那件长袍，"我是被那件袍子给胁迫了啊！"狄德罗幡然醒悟，就因一件长袍，为了使得周围的事物与其协调，更换了这么多的物件。后来，狄德罗写了一篇文章——《丢掉旧长袍之后的烦恼》。

两年之后，美国人格兰特·麦克莱肯读到这篇文章，他读后感慨颇多，觉得文章中的故事就是一个很典型的例子。故事揭示的是消费品之间协调统一的文化现象，格兰特·麦克莱把这一现象用狄德罗的名字加以命名，称为"狄德罗效应"。

不过，"狄德罗效应"也具有其更深层次的心理学含义，揭示了人类在潜意识中追求一种和谐统一的心理，在相互关联的事物上追求搭配的完美，并且永无止境，所以"狄德罗效应"也叫"搭配效应"，反映的是生活中普遍存在的现象，是人根据自己的能动意识，刻意协调环境、适应环境的一种行为举动。也就是当人们拥有了一件新的物品后，不断添置、更换与其相配套的物品，以此来追求并达到心理上的某种满足感和平衡感的一种现象。

实际上，"狄德罗效应"也向我们揭示出另一种现象，那就是人类的欲望是无止境的，很多烦恼均来自于欲望，无欲无望便可无烦恼，可天下的人谁没有欲望？没有的时候拼命地想要去追求、去争取，等到拥有之后就开始不珍惜，还想着更好的，似乎得不到的永远都是最好的。这就是人类的欲望。俗话说"欲壑难填"，欲望的坑是深不见底的，想要得到的越多，就越加不会满足。

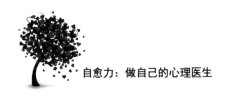

　　从前有一个农夫上山砍柴，途中在悬崖边救起一只翅膀受了重伤的天使。等到天使的翅膀痊愈后，告诉农夫自己是上天派到人间的天使，善良的农夫救了她，为了报答，可以满足农夫的三个愿望。农夫很高兴地将这个消息告诉了自己的妻子，她是个很精明能干的女人，这次难得的机会当然不能错过。于是，她教农夫告诉天使说，我们想要一屋子的金银财宝，于是天使满足了他们。但农夫和他的妻子却没有因此感到满足，他们找到天使说，还需要一望无边的良田，天使帮他们实现了这个愿望，并且说，现在你们只剩下一个愿望可以满足了。

　　农夫和妻子躺在广阔无边的田地上，一边美美地享受着，一边在想着最后的一个愿望：后来还是妻子想到了，农夫再次按照妻子的嘱咐，向天使提出了最后一个愿望："我们现在就是希望以后，我们可以想要什么就能够得到什么。"这句话说完，农夫就看见那一望无际的田地消失了，那满屋的珠宝也不见了。"怎么这样？！"农夫与妻子悲愤至极，痛斥天使不遵守约定。

　　天使说："人的欲望真的是漫无边际的，当欲望无法控制地自我膨胀，膨胀到一定程度时便会毁灭人心，你们一再任由欲望膨胀，不但不加以控制，还想要让自己今后的所有欲望全部得到满足，这会让你们更加疯狂，直到最终被欲望毁灭。如今我看在农夫救过我命的面子上，必须及时帮助你们，在你们被欲望毁灭之前救回你们。"

　　现实生活中，我们追逐尚未拥有的东西，等到拥有之后就想要更好的，忘记了最初的想法和那些单纯的意念，变得难以自足、贪婪、好胜，而随着欲望的加深，有几个人是真正感到快乐的呢？所以，合理追求你想要的，得到后就好好珍惜，不要让那无止境的欲望浇灭了最初的理想。

第四章

心灵杀手——战胜抑郁与强迫

　　本章重点分析抑郁症和强迫症两大心理障碍，告诉你引发抑郁症和强迫症的重要原因以及诊断这类心理障碍的标准。如果你有这方面的倾向或者你正在遭受抑郁或强迫的折磨，不妨看看本章为你提供的心理疗法，帮助你早日走出困境。

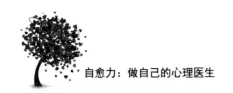

第一节　谁制造了抑郁"病毒"？

在现代社会中，心理疾病已经很普遍了，只是程度不同而已。人类在社会文明的发展下越来越脱离自然的本性，生活节奏加快，精神紧张，信息量也空前增大，社会关系千变万化，公平的理念与不公平的社会现象形成巨大反差等等。心理疾病正是在这些复杂的社会现象中逐渐增多并趋于恶化。下面，我们讲述两种最常见的心理疾病——抑郁症与强迫症。

🎗 抑郁症患者的表现及病因

抑郁症是近年来在社会上最为"流行"的一种心理疾病。长期以来，整个社会，甚至是抑郁症患者都对抑郁症这种心理疾病持有一种比较片面，甚至是错误的看法。一提到抑郁，大家就会不约而同地想到"丧失进取心""个性软弱""自暴自弃"或"爱好自虐"等。

实际上，医学研究已经证实，抑郁症其实只是一种由大脑某些生物指标改变而引发的疾病，患者通常有常人体验不到的痛苦，旁观者也无法感受其内心的伤痛。有人说抑郁症是一场精神重感冒，也有人说抑郁症才是真正的精神疾病，因为它会严重影响人们的正常生活，比如降低行为能力，改变世界观，摧毁人际关系等。总之，患者会变得不再是原来的自己。

抑郁属于正常的情绪范畴，在某些能够引起我们悲伤和痛苦的事件中，大多数人都有过抑郁的表现和体验，如悲观失落、对任何事物提不起兴趣、避免与任何人发生接触等。但抑郁的情绪和抑郁症是有区别的，抑郁情绪的当事人尚有足够的自尊和自信，即便处在抑郁的状态中，但依然有行为自制力，没有异常行为出现；而抑郁症患者常常对环境不能做出客观、真实的判断，发生偏离社会常规的行为，比如情绪持续低落，感觉绝望，失去兴趣，并不能应对正常的生活和工作，甚至产生结束生命的念头。

关于抑郁症的表现，总结如下：

1. 情感症状：几乎每时每刻都处在悲伤、空虚、情绪低落的状态中，对任何事都提不起兴趣，失去了生活的乐趣。

2. 生理症状：行动迟缓，浑身无力，疲劳，紧张，食欲明显增加或减少，出现睡眠障碍，如失眠或早醒。

3. 心理症状：过度自责，自我评价降低，严重时产生绝望、厌世念头，甚至反复企图自杀。

4. 认知症状：记忆力减退，难以集中注意力，思考困难，犹豫不决，难下决定。

以上症状必须是不间断地持续至少两周或两周以上，并且与平时的表现出现非常明显的反差。它们组合在一起，会形成一个恶性循环，即感到疲劳时，做事少；而事情做得越少，就越是自责；越自责，情绪就越低落，抑郁的症状也就越严重，疲劳也会跟着加剧。

很多患上抑郁症的人也想与之抗争，仅存的一点求生欲望使他们坚持与病魔斗争，有的人赢了，而有的人却输了，还有的人是根本不愿抗争，眼睁睁地看着抑郁将自己吞噬。下面将介绍抑郁症患者的病因和心理变化，帮助人们更好地了解抑郁，了解自己。

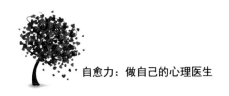

　　研究发现，人群中大约有 16% 的人都会在人生的某个阶段被抑郁困扰，受到抑郁症的侵犯。抑郁症是一种高发的心理障碍，素有"精神重感冒"之称；发病的原因至今尚没有确定的说法，基本都是以显著而持久的情绪（心境）低落、言语动作减少和思维迟缓为主要的临床特征。概括起来，抑郁症是生理、心理、社会（文化）等因素相互作用的结果。普遍被接受和公认的病因有：

　　1. 遗传因素。通过调查研究发现，抑郁症具有遗传性，和患者血缘关系越近，患病的概率就越大，比如直系亲属患病的概率就远远高于其他亲属。

　　2. 生理因素。患者体内的去甲肾上腺素、5- 羟色胺以及荷尔蒙等生物化学物质出现失衡，因为特定的基因影响，导致整个神经系统的运行失常，生理节律也不能正常调节。因而，在抑郁症的治疗过程中，药物能够在这个环节上帮助调节。

　　3. 心理因素。这种心理因素主要体现为情绪的失落、无助感以及自我认知的消极定位。这种感觉有点类似于"习得性无助"，当多次遭受挫折而无法摆脱之后，当事人就会产生一种消极认知，认为自己无论怎么努力都无济于事，便干脆不再做任何挣扎。抑郁症患者就倾向于这种心理认知，认定自己就是个失败者，无法控制一切，只能受其摆布，甚至当不好的事情发生时，患者也会将原因归咎于自己。

　　4. 社会环境因素。法国社会学家涂尔干首次提出引发自杀现象的元凶——社会环境因素。他认为，自杀属于一种社会行为，受社会经济因素的影响较大，在一定的社会环境下，自杀的概率较为稳定。而心理学家经过一系列研究也发现，某些社会事件，譬如明星自杀，都对自杀率有着非常显著的影响。此外，当事人生活遭遇的重大转折或突发事件都有可能导致抑郁的出现。

❤ 抑郁症患者的心理变化

有一个轻度抑郁症的患者，她很积极地向医生求助，为了防止抑郁症状的复发和恶化，她一方面进行着自我治疗，一方面在医生的指导下坚持用药物缓解病情，坚持了四个多月，尽管过程很艰辛，并且刚开始的时候效果也不明显，但一路坚持下来，她的病情已经好转。

俗话说"久病成医"，这个28岁的女孩开始研究起了抑郁症。根据她提供的信息，结合抑郁症的主要特征，这里总结了一些抑郁症患者的心理特征以及心理变化的过程，帮助我们更好地了解抑郁症患者的心路历程。这样才能接受抑郁症并懂得如何去掌控和调节。

首先是抑郁过程中的总体心理感受。

出现身体疲乏的症状之后，本以为只要好好休息，调整作息时间、恢复睡眠就好了；但没想到情况越来越糟，每天根本就睡不着，体力也就谈不上恢复了。这样就一直处在疲劳的状态，提不起精神和兴趣做任何事情。有时候实在累得不行，觉得自己昏昏沉沉即将入眠时，突然一个心悸，又惊醒了，然后就长时间地难以入眠。害怕与朋友接触，短信、电话一概不回不接。似乎有个小鬼守在睡眠的大门口，只要睡意来临，前脚还未踏进去，那个小鬼就会拿着长矛刺过来，睡意就如惊弓之鸟般飞散了。

脑袋里似乎有一大罐铅，沉沉的，思维也变慢了，说话时连嘴唇都变得不听话了，胸口仿佛有一把火在燃烧，没有力气举手、抬腿，就连拿个水杯都变得艰难无比，有时候吃饭手明明已经把饭菜送进了嘴巴里，但却忘记了咀嚼。很多时候都有自杀的念头，关键时刻总是理智将其扼住。

情绪的低落出现周期性的反复发作，难受的时候只能冲进洗手间，打开

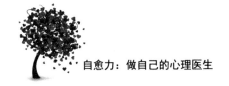
水龙头，放声大哭，然后哭够了再擦把脸出去，依旧笑脸示人。总是劝自己：坚持，再坚持一下就好了！可事实上，这一点用处都没有，低落的情绪还是时不时地就扑过来。

其次是抑郁症患者在一天之中的心理变化。

早晨。很多抑郁症患者是很晚入睡，早晨四五点钟就醒来，或者更早；甚至还有很多人经历了彻夜未眠的一夜，早晨也谈不上是醒来，而是直接从床上痛苦地坐起来，看着外面的天色，阳光灿烂会令人沮丧，天色阴沉还是会使人难过，然后就不知道自己即将要做什么，感觉这一整天又将是一段煎熬，不想上班或不想见人，于是一个念头闪过：这是最后一天了！

上午。勉强去上班或上学了，但提不起精神，做事也不在状态，听课也听不进去，没有效率——煎熬。

中午及午后。好不容易熬过了一个上午，到了下班或下课时间，该吃饭了，但吃饭又是一种煎熬，勉强吃一点；午饭后似乎精神会稍稍好一点，心理上也没有很多压力了，这种心理转变是极其缓慢的，没有任何外在因素，完全是患者的一种心理感受，早晨起床时的那种生不如死的感觉也渐渐淡化了。

下午至黄昏。下午四五点至黄昏这段时间，精神状态会很好，身体的疲乏感也稍稍减轻了，对事情也产生了一点兴趣，开始想与人交流，并且会主动去找些事情做。

晚上。晚饭后也许是这一天中最好的时候了，似乎所有的阴霾都被驱逐殆尽，交流过程中根本不会被视为抑郁症患者，简直与正常人一样。

睡前。躺在床上之后，开始想很多事情，包括担心睡不着，害怕明早又会早醒，恐惧早晨醒来之后的心情，拒绝迎来第二天等。于是，反反复复的担忧和恐惧，焦虑情绪再起，这是第二天抑郁的前兆。

🖤 抑郁与现代网络

抑郁症被公认是一种心理疾病，并且是真正的疾病。有研究者发现，当代社会之所以会成为抑郁的高发阶段，其中很大一部分原因是因为网络。从一个人上网的习惯模式中可以大概看出些东西，尤其是心理健康方面的问题。

为了研究有抑郁症状的人在上网模式上的表现，或者说是抑郁症是否与上网模式之间存在关系，研究者观察了一群有抑郁症状的大学生，发现他们总是在强迫式地接收和发送邮件，观看许多视频，并花费大量的时间玩网络游戏，当然也包括网络聊天；有的人甚至一整天都待在电脑前，在不同的应用之间频繁转换。后来，研究者对这群大学生进行了为期一个多月的追踪调查。

研究的最初，这群大学生中有30%的人伴随一些抑郁症状，譬如情绪低落，精力难以集中，焦虑过度等。但这并不能说明他们都患上了抑郁症，只能说明，有10%到40%的大学生在不同的时期都会出现抑郁症状，并且那些有抑郁症状的大学生和那些没有抑郁症状的大学生相比，上网的模式也存在很大的差异性。

当然，研究还不能证明，究竟是抑郁引起了这种上网模式，还是因为不同的上网模式导致了抑郁——网络和一个人的情绪是否存在一定的关联。

有些抑郁症患者或许会选择玩游戏或看视频的方式去逃避情绪上的伤痛，而游戏也会在某种程度上提高患者的情绪，未尝不是一种健康的逃避方式；还有不少社交上的困扰需要依靠网络聊天或频繁收发邮件的方式去缓解。有抑郁症状的人在上网时，经常在不同的应用中迅速地、不停地切换，实际上也是注

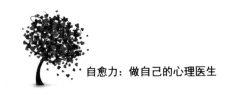

意力难以集中的表现，但这种短暂的注意力集中或许可以帮助他们改善自身的心理状况。

由此可见，从上网的模式上观察，我们至少可以洞察一个人是否具有抑郁倾向；反过来，上网模式也在一定程度上对有抑郁症状的人起到缓解、调节的作用。当然，过度上网对病情是没有丝毫好处的，甚至还会导致病情恶化。

第二节　走出抑郁的阴霾

♥ 驱除愤怒

有研究发现，抑郁或许来自当事人对自己的不满和愤怒。试想，当我们对外界的种种感到不满甚至愤怒时，却因为各种条件的限制而无法及时发泄，这个时候有些人就会把这种情绪转向自己。常常有一些处在抑郁状态的人，心中明明很不爽，但不知道该如何表达，也许他们根本不知道自己是对别人愤怒，结果自己就成了被攻击和贬低的对象。如果这种情况得不到缓解和消除，长此以往，抑郁的症状就会越来越严重。

实际上，愤怒只不过是一种情绪。我们在生活中经常要应对很多种情绪，所以它本身并非特别严重，只要学会表达和发泄愤怒的方法和途径，就可以了。

关于表达愤怒情绪的途径，什么是适当且有效的，这个很关键。通常情况下，愤怒不可肆无忌惮地发泄，因为那会伤害到其他的人，但如果只是将这种愤怒压在心底，它就永远不会消失，而总是试图以各种形式爆发出来，比如抑郁、头昏等。所以，发泄愤怒情绪要找到一条适当而有效的途径。

第一，在心里问问自己：我是否有所期待？究竟希望对方做点什么？而我想通过愤怒来表达什么？愤怒的背后往往潜藏着某种欲望，我们之所以愤怒，是因为对对方有所期望，而这期望却与现实存在差异。我们的期望没有实现，这种落差就导致了愤怒情绪的出现。此时，如果我们表达这种情绪的方式是：劈头盖脸地将对方骂一顿，然后转身走人，对方见我们如此，谁还乐意再顺从我们的意愿？这其实是与我们最初的期望相悖的。所以，当愤怒产生时，不妨将我们最初的期望直接表达出来，和对方进行协调沟通。

第二，再问问自己：我是真的对他（她）感到愤怒了吗？原因是否正如我所说的？心理学家发现，引发愤怒情绪的对象有时候和愤怒的发泄对象并不一致。也就是说，有时候我们愤怒的真正原因并非如我们自己所说，而是另有因由，但对方却不幸地成了我们发泄的"替罪羊"。

第三，基本的需求和欲望得不到满足，也会衍生愤怒。我们是对全世界都不满，还是只对某个人、某件事感到不满？某个情境或许令我们感到深深的伤痛和无助，但我们会去责备这种情境吗？如果感觉到周围没有人关心你，没有人爱你，觉得只身一人、孤独无依，生活里没有快乐和爱的话，解除愤怒的最好方式是寻找获得爱与快乐的途径，而这种愤怒越是发泄，就越是令你痛苦。

第四，愤怒有时候源自爱和感激。这类积极的情感往往也会促使我们产生愤怒的情绪。比如，你因对方的某个举动而生气，感到不可遏制的愤怒，但依然能够感觉到自己仍在爱着对方，那这种愤怒往往是因为爱得深切。此时，应该换个角度表达，将愤怒演变为爱的方式发泄出来。此外，没有安全感和不自信同样也会引发愤怒，不妨尝试使用积极而有效的表达方式，这会提高我们的自尊感。

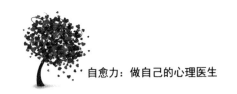

第五，当我们是因为成为了别人愤怒的"替罪羊"而感到愤怒时，可以试着问问自己是否一定要接受这种安排，一定要因此而感到难过吗？答案是不必，这样你就成不了那只"替罪羊"。

第六，**不要用愤怒去掩饰自己受伤的事实**。这种方式很高傲，但我们受到的内伤也会很大。我们其实不必为了面子一定要去与对方斗个你死我活，这种斗争所产生的情绪刺激便是愤怒。生活中，无论让我们感到愤怒的原因是什么，都不要盲目地将其放大，我们要做的是解决矛盾和问题，而不是一定要在气势上获得胜利。

第七，**学会记录愤怒**。可以用一个小本子，把我们在不同情境下所产生的不同程度的愤怒记录下来，这样有助于理清愤怒的各种类别，分析在何种情境下适合表达愤怒，如何表达等。有些时候，我们的愤怒只是一时冲动，属于短暂的愤怒，使用一些小技巧就足以发泄；但也有部分愤怒属于长期积怨的结果，这就需要尝试使用不同的方式去解决了，比如直接告诉对方你是因为什么而生气的，或者自己寻找一种有效的排解渠道，如挤压橘子、拍打沙包、跑步、在无人的地方大喊大叫等。而不管采取何种形式，都不要运用暴力或者是口头辱骂，因为这样不仅不会使愤怒消减，还有可能带来更多的愤怒和伤害。

第八，**当愤怒产生时，也不要担心和害怕，更不能压抑**。抑郁症患者最忌讳的就是过度压抑自己，那只会令自己变得更加抑郁。这时候用合理的方式发泄就行了，比如数数法、转移注意力等。如果你坚持使用有害的方式发泄愤怒，那就另当别论了，此时愤怒或许还会酿成一桩悲剧。

第九，**就事论事**。令你愤怒的是某件事而不是某个人，这样去想就会好很多。在愤怒过后，可以试着去分析那些令自己愤怒的真正原因是什么，必要时可以找一个朋友（最好是持中立态度的人），将你心中的感受如实说出来，让对方帮你分析和清理。当真正找到了那些总是能够令我们愤怒的源头时，也就找到避开愤怒的途径了。同时，还帮助我们将愤怒的能量转换为重建自我的动力。

总之，及时地排解和表达愤怒有助于心理健康，也是减少抑郁、降低抑郁症发病率的有效途径之一。愤怒情绪的最佳发泄方式要以适合自己为主，也是值得我们每个人去研究的问题之一。需要注意的是，假如在表达愤怒的过程中，你没有很好地控制自己，或者因为你的愤怒而给别人造成了伤害的话，也不要过分自责，因为这只会令你变得更加压抑，心理学家建议，此时最好的办法是拿出你刚才愤怒时的魄力来，去向对方道歉。

♥ 勇敢做自己

研究发现，大部分患有抑郁症的人都害怕做自己，他们不敢满足自我的要求，忽略自我价值，反而处处以他人为中心。所以，要想摆脱抑郁，有必要重新找回做自己的勇气。

1. 抑郁性人格的成因和表现

如果你谦虚，愿意无私地服从和配合别人，依赖、附属，恐惧变成一个独立的自己，甘愿被人摆布，甚至质疑自我的能力，没有安全感和归属感，富有同情心且感同身受，害怕被抛弃，恐惧分离……实质上，以上性格的核心特质就是不敢做自己，不愿满足自我的要求，而一味地忽略自己。

强烈的依赖感促使其追求与他人之间最佳的亲密感，越是亲密无间，他的内心就越安全。如果是恋人之间，最好是那种"你中有我，我中有你"的感觉。为了追求这种亲密感，他会倾尽所有去付出；但一旦距离产生，他便会感到无措，有被抛弃的感觉。这种疏远和离开对他来说也意味着将要失去，那即

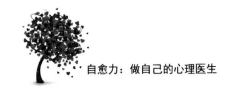

将面临的就是孤独和落寞。

为了挽回形势，他会竭尽所能地去依附对方，满足对方的所有要求，也会通过提供避风港，给予关爱和照顾的方式，让对方来依附自己。不管何时何地，只要他能感觉到自己不会被抛弃，就是安全的。遇到双方意见不一致的情况时，即便他极其不情愿，也依旧要维持好"和平"……总之，这种性格特质被心理学家称为"抑郁人格"，最显著的表现就是不敢做真正的自己。

研究发现，这种人格受孩童时期的环境影响，尤其是受母亲的影响居多。一般情况下，母亲的两种言行表现会促使抑郁人格的形成，一是冷酷的拒绝，二是过分的宠爱。

如果孩子总是遭到母亲的残酷拒绝，那在他的心里就会产生一种卑微的念头，认为自己是那么的多余，甚至就是一个累赘。他渴望与母亲亲近，却一次次地遭到拒绝，内心的罪恶感也就渐渐萌生。即便日后不再做出尝试，但那种卑微感已经形成，他更愿意将自己包裹起来，把最真的自己封存起来，不再提出要求，只是服从和依附。

如果孩子受到母亲的过分宠爱，无论是在精神上还是在生活上，都给予其无微不至的照应，久而久之，孩子会失去自我发展的机会和能力，也就失去了建立独立个体的意识，慢慢地就养成了依附的习惯。当然，随着年龄的增长，尤其在青春期，这种独立意识会逐渐复苏。在该阶段里，独立意识会站出来做出反抗，在反抗的过程中自然会遭到母亲的打压。他也会由此而产生一种负罪感，逃不出母亲的宠爱，最终也就不想再逃了。

由此可见，具有抑郁特质的人格在幼年时期就埋下了根基，以他人的需求为主题，处处以他人为中心才是最正确的选择的这种思维模式一直贯穿在他的生活中，最终迷失自我，不敢表达真实的自己。

在爱的相处模式中，抑郁人格的人爱对方的方式更甚于对方爱自己，也即"我爱你，但这与你无关"，而亲密行为才是换取其内心充分的安全感和归属感的根源。为了获取爱，他可以放弃任何东西，包括自己的爱好，时间一长这些爱好连他自己都忘记了。不能集中精力做一件事，也很难记住一些东西，于是就觉得自己不够聪明，甚至陷入自责。

心理学家发现，这类人表面上没有任何攻击性，因为他们几乎把所有的不满和愤怒都转向了自己。他们希望周围的人开心，但也妒忌那些能够得到很多东西的人；这种妒忌并不会直接显露，而是被转化成道德层面的东西。接触过这类人的人们都知道，他们常常用十分深邃的目光、忧郁的眼神，沉默地传达一种十分隐蔽的攻击——使对方深感自责。当然，他们是不会忘记惩罚自己的，反复惩罚自己的后果就是陷入焦虑和抑郁。

2. 如何尝试做自己

了解了抑郁人格产生的缘由和表现之后，也就大致清楚了改善这种人格特质的途径。勇敢地表达自己，做真实的自己，大胆地去满足那些发自内心的需求，不要把别人当作生活的重心，敢于大声拒绝。

第一，我们要知道，每个人都是一个独立的个人，任何关系都是建立在相对独立的基础上的，不存在任何依附。人类虽然不能摆脱群体过独居生活，但这并不意味着我们不能独处，人际关系不是靠依附和顺从就能够长久维系的。注重自我发展，才是获取永恒的健康人际模式的最佳途径。别人喜欢你，不是因为你为其做了什么或放弃了什么，而是认为你是值得喜欢、值得交往的。你独具个性的人格魅力才是吸引对方与你交往的关键。

第二，我们不需要去取悦任何一个人。当你真正获得独立意识和独立人格之后，便会立马发现，很多人都喜欢独立的你，而不是那个只懂得一味取悦

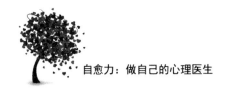
他人的你。你要为他人着想，这是善解人意，但不能过分放弃自身利益，更不能超越限度。俗话说得好，"物极必反"，任何超过限度的事物都会朝着相反的趋势发展，结果总是事与愿违的。

最后，去尝试一下吧，把以上认知全部化作行为，问问自己"我想要的究竟是什么？我做这件事是否会得到我想要的？还是只是因为那是别人想要的？"当你意识到那并非你的需求时，果断地告诉自己："我不该如此牺牲自我！"当你这样做了，你会发现，事实上那些真正喜欢你的人并不会因此而躲避你，反而更加喜欢你了。假设有人悄悄离开了你，那只能说明他一直都在利用你，利用你的这种特质去满足自己的要求。身为一个成年人，你也应该知道，他们并非真正意义上的朋友，走了又何妨？重要的是，你最终会觉得很轻松，状态很好。

❤ 赶走抑郁的心理练习

练习一：及时做好心理强化工作，撇开抑郁偏见

否定自己，这是有抑郁情绪或患有抑郁症的人最常见的一种心理。心理学家建议，做好自我强化，有助于缓解这种否定情绪，帮助抑郁症患者更好地找回自信。

很多患有抑郁症的人对抑郁症存在一定的偏见，这会给其带去双重痛苦，越来越难以面对现实。甚至抑郁症患者自身的消极情绪和行为还会不断加剧病情，结果是反其道而行之。要知道，抑郁的成因有很多，是多种因素综合作用的结果，而单一事件往往是抑郁症发病的导火索。所以，在日常生活中应该不断地做心理强化工作，及时强化自己的积极情绪与行为，减少抑郁的成分，直到其最终消失。

1. 坚持进行正常的日常活动

抑郁症患者并非完全不能从事工作，如上班、做家务等日常事务依旧可以进行。但如果患者因为抑郁停止一切活动，对病情是一点好处都没有的，只会增加其无助感和自责感。所以，只要还能坚持就坚持吧，这样才不会使情绪更加低落。

2. 及时地肯定自己

无论这一天你（抑郁症患者）做过哪些事情，都要及时地给予自己肯定，千万不能处处为难自己，不触及消极的东西。有条件的话，还可以写日记，把美好的东西都记在日记里，每天坚持，生活便不会枯燥。

3. 切忌向周围的人谈起消极的话题

抑郁最忌讳的就是消极的东西，自己不要提及，周围有人提及，要立即理智地站起身离开。

4. 给自己制订符合实际的计划

睡觉前考虑一下明天的计划，也可以写在日记本上，但计划不要高于实际，超出你的能力范围，但也不能过低，能够给自己增加自信的计划最好。

练习二：用"轨迹法"回忆幸福往事

研究发现，如果抑郁症患者能够远离消极情绪，被积极情绪充分感染，会有效地改善低落心境，通过自我肯定的具体细节缓解抑郁症状。而这种方法就是借助引导患者唤起一些积极、正面的记忆。

英国医学研究委员会认知和脑科学小组博士蒂姆·达格利什及其同事认为，"轨迹法"能够帮助抑郁症患者顺利地回想起很多美好的事情。这种"轨迹法"原本是人们用以加强记忆的一种方法，即将记忆中的生动画面和一些具体的标志联系起来。"轨迹"也就是位置或地点，当事人只需要选取一条

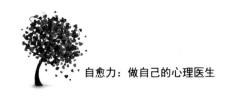

自己熟悉的路线，再将这条路线中出现的路标按顺序记录下来，在练习记忆的时候就可以把需要记忆的事物依次放在路标处。这样一来，人们只要能够回想起那条熟悉的道路上依次出现的标志，就可以顺利地记住需要记忆的东西。

实验也对该发现进行了验证——英国医学研究委员会认知与大脑科学分会的心理学家就"轨迹法"进行了实验，通过帮助抑郁症患者回忆起幸福的往事，进而改善抑郁情绪。主要的方法是：抑郁症患者需要回想曾经发生过幸福事件的地点，再把需要回忆的东西和类似的地点联系在一起，然后在回想起某些具体的地点时，自然回忆起那些幸福的往事。

实验的过程中，抑郁症患者被分成两组，第一组被要求运用"轨迹法"建立与其记忆有关的联系，第二组作为参照组，被要求使用"排练法"进行联想训练，即依据相似性进行类似记忆的搜索。这些接受实验的患者都按照各自的方法进行了回忆，并且尽力地回想起十五种正面的记忆。

结果显示，运用"轨迹法"联想幸福往事获得的积极情绪，要比使用"排练法"的效果更好，抑郁症患者的情绪也较快地得到了缓解。

练习三：培养积极心态

可见，积极的情绪是帮助抑郁症患者早日康复的宝贵财富。由此，心理学家呼吁抑郁症患者尽己所能地培养乐观积极的心态。

研究发现，抑郁症患者的思维模式一般都有三大特征，即稳定性、内在性和概括性。稳定性是指，患者总是认为无论自己怎么努力，事情都已改变不了了；内在性是指患者的自责，将很多错误的原因都归咎于自己；概括性指的是患者的抑郁情绪会影响到生活的方方面面。但这并不是说，具有以上特质的人就一定是个抑郁的人。

环境的无助和内心的无望是导致抑郁的重要原因。容易感到无望的人总是在想着自己即将面临重大的、无法避免的不幸，自己无法控制，也得不到他人的救助，当不好的事情发生时，他们也总是会得出关于自己的、不好的结论，比如"我真没用，我实在没有任何价值！"，如果这件不好的事情在不久以后和另外一件事有联系，他们也会认为后者是由前者引发的。这些其实都是悲观者的心态，乐观的人几乎不会让自己陷入抑郁的情绪。

既然如此，那就从现在起，拿起纸笔记录下你生活中的好事情，然后告诉自己"这件好事也有我的功劳，如果没有我，说不定还没有这么完美"、"这件好事会在将来带来更多的好事，更多的好运，是我让这件好事发生的"。相信不久，消极心态就能得以扭转，并朝着积极的方向发展。

练习四：避开抑郁的思想误区

20 世纪 70 年代，美国宾夕法尼亚大学医学院精神病学教授阿罗·T. 贝克组织了一个情绪研究小组，他们由抑郁症患者的情绪背后的认知入手，进行深入研究，发现患者容易在情绪认知方面出现紊乱，认为当患者在感到抑郁或焦虑时，其实是在使用一种非逻辑性的、消极的思维模式进行思考，这就不可避免地要陷入思想误区，采用一种自己打压自己的方式行动。由此，他们提出了认知疗法，以此来帮助患者更好地认识自己，了解自己思想误入的禁区，进而更好地改善情绪，找到缓解抑郁的心理途径。

1. 完美主义误区

抑郁症患者善于用一种十分极端的、黑白分明的形式去评价自己。好就要最好，不好就干脆彻底抛弃；得到的如果不是全部，那就全部不要。这种思想其实是基于完美主义之上的，这令他们恐惧一切错误带来的不完美，甚至偏激地认为自己一无是处，忽略掉了很多美好的部分。

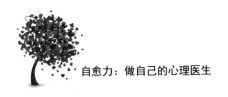
其实，这个世界上哪有绝对完美的人或事？完美是不存在的，如果过分执着地去追求，结果只会令自己更加沮丧，一直抑郁下去。因为你的很多观念和现实都不能完全吻合，导致你对自己失去信心。

2. 摒弃消极的思维定式

很多抑郁症患者总是倾向于把某些不够好的、中性的，甚至是积极的事物或体验演变为坏的、贬义的、消极的认知。这是一种贬损积极的行为，会令很多美好的东西面临毁灭，而一直促使患者怀有这种贬损心态的，其实还是对自己的过低评价。

3. 斩断情绪推理的链条

某些情绪在抑郁症患者看来会成为某种真理的证据，比如，这些患者感觉到自责，于是他们会推论出自己一定是做了很多伤天害理的事情，或者感到自己浑身乏力时，就断定自己需要回到床上。心理学家认为，这种推论完全是一种错误逻辑，但却存在于患者的几乎所有的症状中。

克服这种心理的最好方法是：把它们全部扭转过来，当你感到自己全身乏力，于是推论出自己要回到大床上时，不要顺从，而是坚持去做一些事情，结果会证明你的推论完全是错误的——当你坚持去拖地板或逛街后，你的状态反而变好了。

4. 别再过度概括

抑郁症患者会将认知加以扭曲，特别是在遭遇到短暂性的失落时，很多人会认为这种失落是长久的，并告诉自己以后再也不要如何如何。在消极情绪方面，抑郁者是最擅长做过度概括的，他们往往因为一时的失意而让其波及全部事物。

此外，当你在某一情境中摘取了一个消极的片段，并透过该片段断定整

个事件都是消极的，也是过度概括的表现。比如，患者可能会在生活中听到某
句令自己不满的话，于是他便会认为："这个世界上的人就是这样现实！无情
而又残忍。"其实，如果放在他还没有得抑郁症之前，听到同样的一句话，他
最多只会认为是对方冷酷，而不会波及全人类。这是因为抑郁症患者是用一颗
消极的心去看待一切，所以一切就都会变得消极。因此，如果你想克服抑郁，
就别再过度概括，别再用一种消极的眼光去看待全世界了。

5. 不要把所有罪责都归咎于自己

责任归己化，这是抑郁症患者的一个最明显的心理特征。无论是否有依据，
抑郁症患者都会把一切不好的事情的原因归结在自己身上，深深谴责自己。但
想过没有，你是否有这么重要呢？是否有如此大的影响力呢？其实，我们每个
人都没有想象中那么重要，别人也并不会甘愿受我们的摆布和控制，某件事情
即便与我们有点关系，我们也并不一定就是直接因素。所以，别再把那些无关
的责任都揽在自己身上了，这种"一厢情愿"式的包揽罪责，只会令自己更加
痛苦。

6. 不要用"应该"去要求别人

如果你认为自己"应该"如何，会起到一定的激励作用，但这种"应该"
如果应用在别人身上，通常都会感到失望，无形中给自己造成压力。比如，你
如果认为"我的家人应该是最能够体谅我的人，我的爱人也应该是最爱我的人"。
可实际上，他们并没有做到你期望中的"最体谅"和"最爱"，此时你的心里
势必会觉得很委屈，甚至充满怨恨。

生活中，这种用"应该"去要求别人的做法常常给我们带来情绪上的冲击，
因为你的行为标准在现实中并没有得到实现，此时的"应该"或"不该"都会
令你讨厌自己，甚至觉得羞愧、歉疚；一旦其他的所有人都达不到你的标准时，

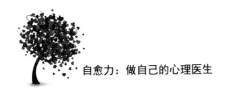

你便会感到痛苦。这是抑郁情绪的起源，源自对外界的不满意，如果你想改变这种局面，最好是降低自己的标准，别再用"应该如何如何"去要求别人了，否则，你将永远被他人的表现控制着情绪。

7. 撕掉标签

研究发现，当一个人因某人所犯的错误而为其贴上标签时，就意味着某种敌意的出现；而当一个人给自己贴上标签时，无疑是在打击和否定自己。

你因为别人的一个错误而为其贴上了消极标签，那就代表你为自己建立了一个消极情绪的"发源地"。你用这个"标签"去审视他的一切行为，永远都不会感到满意，久而久之，双方之间就会出现矛盾。

如果你基于个人所犯的一个错误而给自己贴上了标签，那就意味着你给自己创造了一个完全消极的自我形象，你也会开始用这个标签来形容和介绍自己。要知道，你的自我永远不可以和你所做的任何事情画等号，你如此片面地用一个错误去断定自己，实在是一种极端的行为，它会使你最终真的变成那样的人，也会加剧你的悲观情绪。所以，不管是给别人贴上消极的标签，还是给自己贴，都不是明智之举。

8. 不要做毫无根据的猜测

抑郁情绪的产生可以只是因为一个假设性的幻想，也可以是一些毫无根据的预测。

如果你假设有些人不喜欢你，虽然你没有去尝试检验一下，但心里已经对此深信不疑了，最后内心衍生出一种消极情绪，不断地给自己打击和消极暗示。在这个过程中，抑郁症患者成功地把假想变成了情绪上的一种真实体验。

假如你感觉到某件不幸的事情即将发生，并把它当成一个已经发生的事实的话，那么，内心的感受也将会沿着这个方向发展，直到你真实地感受到不幸带来的痛苦。

这两种情况都会在抑郁症患者的心理上产生极大的冲击,比如,日常生活中,有些患者会在发短信给友人却久久得不到回应时感到崩溃,猜测对方是怎么了,是自己什么时候做了什么过分的事情,还是对方已经决定和自己绝交了……种种猜测汇合在一起,导致患者陷入抑郁情绪,甚至决定再也不去找对方了。但事实证明,对方只是因为手头上有事要处理,没有来得及回复,或者根本就没有收到短信。结论是,在这个过程中产生的所有心理折磨都是毫无依据的。

练习五:逃离灰暗领域,寻求希望

患者情绪上的抑郁体验大部分来自绝望,感觉身处灰暗地带,难以自拔,抬头又寻找不到光明和希望,每一天都会变成煎熬和折磨。乐观的人为什么永远如此开心和积极向上?那是因为他们对自己、对未来有期待,他们看到的永远都是明媚的天空。所以,引导抑郁症患者脱离灰暗地带、看到光明很关键。下面是心理学家给抑郁症患者的一些建议:

1. 接受现实,建立积极的自我认知。 计划永远赶不上变化,别轻易给自己下定论,即便你已经知道自己患上了抑郁症,也不要担心和恐惧,要相信自己完全有能力战胜心理障碍;更不要总是贬低自己,你没有那么差,想想从前的你,那么多优点和吸引人的地方,为了你更好地认识自己,现在就拿出纸笔,一一列出你的优点,记录下每天发生的可爱的、有趣的事情。经常看看窗外,那些阳光灿烂的日子,难道你不想出去走走吗?你曾经和爱人(亲人、好友、孩子等)一起出游的日子是那么快乐和幸福……

2. 告诉你最亲近的人。 得知自己有了抑郁倾向或患上了抑郁症时,千万不要一个人独自承担,坦白地告诉你身边的人,不要担心这会影响你们的关系,因为你要相信他(她)也希望你好,向他(她)求助吧!也给自己一个精神依

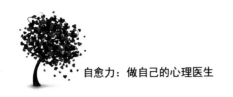

靠，你们一起努力赶走抑郁，必要时一起去向心理医生求助，并积极配合治疗，相信不久就会找回从前的自己。

3. 对自己表达理解。你要去了解一些抑郁的知识，正确认识自己目前所处的状态。当被抑郁情绪困扰而不能正常完成任务时，千万不要责备自己或感到愧疚，对自己好点，安慰并理解你自己。

4. 为自己创造一个希望。世界很大，有抑郁症的其实并不是你一个人，它也不是不治之症。很多名人，比如林肯、丘吉尔、著名主持人崔永元等，他们也都有过抑郁的经历，在一段艰辛的与病魔抗争的历程中，他们不是都获得了成功吗？所以你要对自己有信心，给自己一个希望。

练习六：树立积极信念，做好应对病情反复的准备

研究发现，在重度抑郁症患者中有 80% 的人会面临病情复发的挑战，有一半的人抑郁症发作的次数都在四次或四次以上。因而，如果你是重度抑郁症患者，首次治疗取得了成效后，也不要就此放松警惕，既要做好充分的心理准备，又要在复发之前的这段时间内，把自己的生活状态调整到最好。

1. 积极培养兴趣爱好。病情好转之后，患者会感到生活的颜色都变得不一样了，再也不是以前的灰暗状态了。为了保持这种好状态，不妨为自己培养一些积极的兴趣爱好，多做一些有意义的、积极的事情，让心情每天都维持在愉悦状态，自然就把抑郁的情绪拒之门外了。

2. 继续维持药物治疗，对未来病情发作的情况做好准备。对于重度抑郁症患者来说，在病情首次得到控制以后，如果立即停止用药，抑郁很可能会很快复发。因为失去了药物的作用后，身体分泌的神经化学物质不足以维持自身平衡，导致病情出现反复。因此，千万不要自行做决定，应该在医生的许可下

停药。此外，还要积极调整心态，正确认识病情，对将来会出现的病情反复做好准备，从第一次的发病中总结经验。

3. 在抗抑郁的历程中重新认识自我。研究显示，大学生群体自杀现象的背后潜伏的一个最大的凶手，就是抑郁。综合分析该群体的特征会发现，他们正处在生理和心理的转变时期，在以往的生活和学习环境中，并未接触到很多现实问题，那时他们只要关心学习成绩就可以了。但在大学时期就不同了，各种各样的考验纷至沓来，对于一部分心理素质脆弱、还没有做好转变准备的大学生来说，情绪上的起伏会更大。

但抑郁的情绪其实也未必完全是坏事，反倒可以帮助患者迅速看清自我，建立自我同一性，并最终形成"我就是我，原本的我"的认知状态。因此，经历过一次抗抑郁历程的人们就更加应该明白，你就是你，是不一样的你，为你的人生树立一个目标，让真实的你重新拥有美好生活。

♥ 寻求身边人的帮助

实际上，关于抑郁症，不仅患者本人存在心理偏见，连其身边的人都会产生一种无奈和厌烦，因为他们不理解，为什么一件并不重要的事情在别人那里没有任何影响，却偏偏就对"他"产生了如此严重的影响。或者在某些相同的生活环境下，或者面对类似的一件事，有的人不会抑郁，而有的人却很容易就变得抑郁。所以，人们很难理解"他"为什么会是这个样子。

抑郁是一种旁人很难看清和理解的心理疾病，更多的是一种很容易令人生厌的行为。旁观者也许只看到他们过分的悲伤和压抑，却难以体会到那种刻骨铭心的病痛。开始时，他们或许会表示理解和同情，但时间长了，他们便会提出质疑：现在是不是应该振作起来了？！总是这个样子有什么用？殊不知，

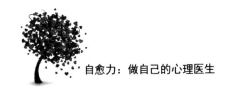

这只会给抑郁症患者施加更多的压力。

心理学博士 Debroah Serani 建议，如果你的身边有抑郁症患者，请一定要善待他们，给予其精神上的支持：

1. 给予最好的陪伴。抑郁症患者身边的人可能难以忍受很多微不足道的问题被放大，不理解他们心里究竟在想什么，有时候甚至开始朝他们发脾气。事实上，抑郁症患者需要的最好支持就是亲人、朋友的陪伴，哪怕一句话都没有，只要能够传递关怀，让他们明白"我很在乎你，请你一定要快点好起来"，或者"我明白你很痛苦，但一定要坚强，因为我会一直陪着你"，诸如此类的信息会令他们感到自己还有价值，感到无限温暖。

2. 不要指责。抑郁症患者本身对自己就常常自责，如果这个时候身边的人再去"火上浇油"，无异于给患者施加更强烈的刺激。因而不要用"你别这么敏感！"或"你怎么能这么小心眼？"之类的话去责备他们，更不能小看那些痛苦。

3. 别试图激将。我们在生活中往往会使用激将法去激发一个人的斗志，或者说服对方接受自己的意见，但这种方法对抑郁症患者没有用，而且还会加重他们的抑郁情绪。

4. 最好不要盲目提建议。我们常常会在朋友向我们诉苦时，送上一大堆的意见和安慰的话，这虽然是基于友情的善意举动，但很大一部分原因还是他们让我们产生了同情和怜悯之心。所以，我们也就迫不及待地想要以一个强者的身份为其出谋划策。

面对抑郁症患者，我们同样会产生同情和怜悯，即便他们自身也需要指导，可这些指导会令其感到更加羞耻和无助。如果我们真的想给予帮助，与其提意见，不如反过来问问对方："我怎么做会使你好受一点呢？"这样的问法会使对方找到向我们寻求帮助的契机，得到应允后再提出意见，就不会产生不好的结果了。

5. 不要轻易地表达理解。"我理解你的感受"或者"我感同身受"，这样的话在平时当然会产生很不错的效果，但在面对抑郁症患者时，最好不要轻易说，除非我们也曾有过类似的痛苦。如果直接表达这样的感受，对方只会开始回避，并逐渐远离你。

6. 切忌批评。心理学家认为，抑郁症患者要比正常情况下敏感许多。所以，任何带有指责或批评意味的话语对他们来说都是一枚炸弹，他们会放大，甚至想得很严重。比如，你如果建议说："你不要总是想那些不开心的事，事情总有好的一面，你怎么不想想那些美好的呢？"这句话看似没有问题，但它的潜台词会被患者理解为"是我自作自受，明明有选择的机会，而我却放任自己选择绝望"，在他们的情绪和思想中又是一个不小的打击。

7. 注意细节。抑郁症患者在日常生活中其实存在着一种很矛盾的心理，他们既觉得自己没用、没有价值，时时不忘指责自己，但同时又很期待得到关注和关爱，身边的人的一举一动他们或许都看在眼里，只是嘴上不说罢了，比如，做一桌全是他爱吃的饭菜，每天送上一句温馨的提醒，节日里送一张自制的小卡片等，虽是小事，但意义非凡。因此，有些话作为他们身边的人即便不能轻易说，但可以用实际行动去证明，去表达自己的感情，让抑郁症患者在无声的行动中感受到我们的关爱，这其实比直接说出来要好得多。

8. 尽力去理解抑郁的感受。如果身边的人能够了解一些关于抑郁的病痛、周期、症状等知识，便能够更好地做好陪伴的准备。我们已经介绍过，抑郁症患者并不是一整天都是抑郁的，他们的情绪有一个变化的周期，一般在下午、傍晚，直到临睡前这段时间会好很多，最难熬的是早上。所以，当我们看到患

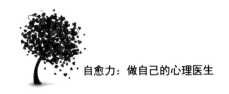

者在某个时间段内精神很好，笑嘻嘻地似乎又回到了从前，也不要武断地认为他们已经不再抑郁了，或者在他们早晨感到难熬和无助的时候，做个沉默的陪伴者……要知道，抑郁的某些症状旁人一时之间是看不出来的。了解了这些，方能认识到抑郁症状的不可预测性。

9. **耐心很重要**。如果你已经决定了要陪伴你身边的某个抑郁症患者，那在一开始就要做好心理准备，因为这确实需要很大的耐心。心理学家认为，耐心是对患者最好的支持。越耐心就意味着我们将要给予的关爱时间越长，意味着对方感受到的支持和关怀就越多越深刻。无论何时，我们都需要用耐心去向对方传递这样一种信号，即不管你将持续多久，也不管你要接受什么样的治疗，反正从开始到结束，这期间的种种困难和艰辛都有我的陪伴。这种信号会使对方感到安心和安全，同时也传达了患者所急需的正能量——希望。

10. **必要时引导其向心理医生求助**。对于重度抑郁症患者来说，光靠心理调节可能还不够，必须寻求医生的帮助。药物的治疗效果加上心理的引导，对缓解病情会有很大的帮助。但很多抑郁症患者都忌讳求医，担心自己被贴上"精神病"的标签，而作为他们身边的人，我们要做的是正确地引导，纠正其思想偏见，积极协助他们求医。

第三节　匪夷所思的强迫行为

❤ "始终如一"的人

生活中其实常常会有这样一种人：他们几乎每天吃饭都去同一家餐馆，

点同一种饭菜，从未更换过，有时候去吃饭前会告诫自己：今天要换一家餐馆，换一种口味的饭菜，结果到做决定时，又不由自主地选择了同一家餐馆、同一种饭菜。于是，身边的人会问："其他饭馆的菜也挺不错的，你怎么不去？"或者："你老是吃同一个口味的饭菜，不腻吗？就算你觉得不腻，但也要讲究营养均衡啊！"但他们就是喜欢，只要那家餐馆不变，他们就可以永远坚持下去。

事实上，不只是吃饭，平时逛街他们也会去同一个地方，去固定的几家服装店选衣服，款式也是千年不变的样子。如果这家店里刚好还有鞋子、手提包、围巾等，那他们会全部在这家店买了。周围的朋友又感到奇怪了，"你怎么不去别家看看？最近出了很多新款式呢！"但他们还是摇摇头："懒得去，我就是喜欢这家的。"更夸张的是，他们会一个星期坚持穿同一件衣服，同事们感到诧异："这也太夸张了吧！"其实，他们只是在不知不觉中就买了五套同一种款式、同一种颜色的衣服，然后在一周里轮换着穿。

对于以上的情况，有人很难理解，喜欢一样东西就必须坚持那么久吗？何况在现代社会，每天都有不同的、各种各样的新鲜事物出现，连饭菜都是要变着花样做顾客才喜欢呢，衣服的款式就更不用说了。但他们为什么就能够这样"始终如一"？

事实上，这是强迫倾向的一种表现。心理学家认为，每个人其实都会有不同程度的强迫倾向，在对外界环境的适应过程中，内心总有个声音在说："要这样，别那样"或者"你应该这样"。而在现实生活中，有些人明明已经走到了楼下的公交站，却还是不放心似地查看自己是否忘记带手机和钥匙了，或者直接返回去查看大门是否已锁好，窗户是否已关好，煤气是否已彻底关掉等等。

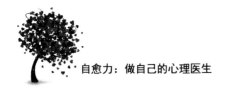

　　研究发现，如果有一堆杂乱无章的纸屑摆在有强迫倾向的人面前，他（她）会变得焦虑不安，没有办法专心做事，一定要将其按顺序捋好放置后，才稍稍安下心来。以上其实都是具有强迫倾向的人的行为表现，程度轻微、持续的时间也不长，不会引起严重的情绪障碍，均属于正常的行为表现，而非真正患上了强迫症。

　　生活中类似的现象还有很多，比如有的作家搞创作，非要有一包巧克力和一罐啤酒的陪伴，必须要戴上耳机，让耳边萦绕着曼妙的旋律，以上条件缺一不可，完全具备了就会文思泉涌，灵感无限；有的上班族一坐在电脑前就打瞌睡，一天里非要喝上一杯拿铁，才能神采奕奕……实际上，这些看似一个人的习惯，其实都是一种强迫思维，一种心理上的强迫性依赖。

❤ 你有没有手机强迫症？

　　国外有很多研究机构纷纷针对手机进行了研究，结果发现它除了具备众人皆知的强大通信功能以外，还在一步步地威胁着人类的生活质量和身体健康状况。此话怎讲？

　　原来，根据英国的一家调查机构提供的数据显示，已有60%的年轻人和37%的成年人表现为"对手机高度上瘾"；其中有60%以上的智能手机用户，即便在睡觉时也要拿着手机玩一会儿才能入睡，30%以上的智能手机用户会在外出时不断地查看自己的手机。他们对智能手机的依赖度和需求度已促使他们认为：离开了手机，他们就会与世界（包括亲朋好友）失去一切联络。而美国的一项研究也指出，每一个智能手机用户平均每天都必须查看手机34次，频率最高时可达每十分钟查看一次。

　　这就是所谓的"智能手机强迫症"。那些拥有智能手机的用户经常会下意识地开机、查看短信、刷微博或玩游戏等,但每次查看手机都不会超过30秒,期间仅仅是解锁,再打开手机里的某一个应用程序,然后再关闭屏幕而已。

心理学家研究发现,如果人类过度地依赖智能手机,长此以往会降低其思维能力和思考动力;与此同时,还将渐渐丧失利用休闲时间放松身心的意识。尤其是在如今智能手机强大功能的诱惑下,曾经的书本全部变成了电子书,浏览网页、QQ聊天、看电影、网购等,也都变成随时随地可以进行的活动了。只要有WIFI存在的地方,智能手机的强大功能就从未被忽视过。

但这些强大功能的诱惑力却促使人们渐渐忽略了自身健康,将玩手机误认为是放松身心的方式之一,却不知道长时间地盯着手机屏幕会使眼睛酸胀,产生颈部、手臂肌肉的疲劳,甚至受损;也许会有人认为,反正一时半会儿还睡不着,玩玩手机说不定就容易入睡了,但殊不知越玩手机就越难以进入深度睡眠,导致入睡时间延长,严重的情况则是导致轻度神经衰弱。因此,为了健康考虑,还是应该离智能手机远一点。

有心理学家研究指出,沉迷手机、具有手机强迫倾向的人其实是因为内心缺乏安全感。智能手机是现代科技发展的必然结果,代表着科技发展方向,但它在带给人类正面影响的同时,不可避免地要产生负面作用;沉迷在手机世界里的大多数年轻人,都会忽略身边的很多人与事,导致人与人之间的正面沟通和交流减少,反而是网络交流更多了。从心理学的角度看,这种完全沉浸于网络和手机构成的虚拟世界中,同那种反复翻看手机的表现,其心理实质是一样的,即内心缺乏安全感,表现为情绪上的焦虑不安。

在心理学中,强迫症的主要表现是:明知没有必要这样做,可就是没有办法控制。有智能手机强迫倾向的人或许根本就不知道自己在如此频繁地使用手机,或者他们大多知道自己没有必要总是查看手机,但有些时候就是没有办

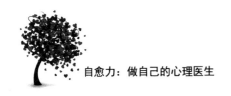

法控制，看上去俨然成了一种下意识的习惯。当然，这里面并不排除有虚荣心理的作用，比如在人人都玩着手机的场合。以上更多的是为了满足心理的需求，而非真正意义上的强迫症。

💙 晚睡强迫症

在心理学上，晚睡强迫症是因受到强迫思维的困扰而难以入眠；同时它也是睡眠障碍的一种，如果站在健康的角度来看，它和手机强迫症一样影响人体健康。

有晚睡强迫症的人是对睡眠有恐惧感，或者是在睡前产生强烈的兴奋感，生活中会有反复强迫"不睡"的思想观念，也带有轻度焦虑。不过，这类人的行为能力并未出现下降的情况，而且自制力也非常好，更多的是知道自己应该睡了，不然会很痛苦，但就是无法摆脱焦虑或难以抑制神经上的兴奋状态，最终导致迟迟无法入睡。

比较典型的表现是，明明已经很累了，但还是要坚持打游戏或逛网站，有的人是看书、看电影等，没有什么重要的事情，但就是不愿睡觉。心理学家将其视为"拖延症"的一种。常见的症状有：

1. 白天忙着工作，晚上忙着放松

对于上班族而言，白天在单位忙着工作，就盼着早点回家好好放松一番，但晚上的时间往往并不足以让他们彻底放松，比如吃饭、上网、洗澡、玩游戏等，一放松就到了凌晨一点或两点，直到实在坚持不住了，才不得不睡觉；第二天在闹钟声中再次开始一天的单位生活，双眼都是血丝，每次犯困的时候都警告自己："今晚一定得早点睡了"，但一到晚上还是不由自主地"放松"到一两点。

2.12 点之前无精打采，12 点之后神采奕奕

也有不少人会在 12 点之前感到疲惫，觉得做什么事情都没有效率，比如有些从事文字工作的人，但只要到了某个时间段，他们做事就会效率加倍。于是，在最困的时候他们往往强迫自己不要睡觉，而在最应该休息的时间段里又倍感精神；可实际上，他们白天也有工作，夜里要忙到三四点，早上还是要按时起床上班，如此循环，只能令其感到万般无奈。好多次白天困意袭来时，也非常后悔自己睡得太晚了，但当天晚上他们还是无法控制自己。

3."夜猫子"生活成为习惯

工作、生活所迫，为了缓解压力、打发时间等种种因素，导致现代年轻人养成了晚睡的习惯。心理学家认为，当熬夜变成了习以为常的事情，人们非要等到身体支撑不住时才恋恋不舍地入睡，这其实正是强迫症的一种表现。

从身体健康的角度分析，不规律的睡眠习惯实在有害健康，由此引发的一系列心理压力也会导致人的免疫力降低，内分泌失调，容易被感冒袭击，患肠胃感染等疾病；此外，长期熬夜还会导致失眠、健忘、焦虑、易怒等症状。

美国国家健康研究中心指出，熬夜是向自己的健康进行的一场赊债赌博，而筹码就是人们的睡眠。那么，晚睡究竟会给人带来哪些伤害呢？

心理学家指出，睡眠是仅次于健康饮食与体育锻炼的直接影响人体健康及寿命的一大关键因素。有时候也许仅仅是多睡了一个小时，我们得到的并不只是更加充沛的工作精力，还有挽救我们生命的机会。生物节奏研究专家发现，睡眠的不足会积聚累加，最终导致健康系统崩溃，有些癌症和肥胖症其实都与晚睡有关系。长期熬夜的人和坚持早睡早起的人相比，前者比后者患癌症的概率要高出好几倍。因为熬夜使睡眠节奏发生紊乱，影响了细胞的正常分裂，进

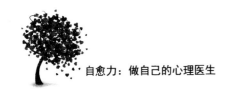

而促使细胞突变，产生癌细胞。

对于强迫症的诊治，专家建议的方案是"暴露不反应"，譬如让一个有洁癖的人去触摸脏东西，坚持不让他洗手，由此衍生的焦虑情绪会在半个小时后自然消失。在这个方法中，患者可以学到一些改变强迫行为习惯的小技巧。

1.试着和自己说话。如果晚上到了睡觉的时间，你明明知道确实可以睡觉了，并且身体和大脑也在警告说："该休息了！"但依旧有另外一个声音在呐喊："不能睡，你还要去看看微信里是否有留言……"或者"再等会儿，你还可以再逛逛论坛……"此时，你应该清楚地知道：这是强迫症，晚睡强迫症正在迫使你进行强迫性思考。

于是，试着和自己说话："这不是我的本意，我不能让强迫症左右我的睡眠时间。"如此一来，便可以增强你对强迫思想与行为的抵制。需要注意的是，这种方法要长期坚持，因为强迫症往往是人的心理问题，一次两次是不能彻底解决的。

2.转移注意力，加强抵制。如果你知道自己的某些行为属于强迫症状，可以先把焦点转移到别的事情上去，哪怕是短暂的几分钟也可以；然后再找到特定的抵制方式。比如在睡前喝杯热牛奶、洗个热水澡等，只要是有助于促进睡眠的方法均可，关键是要适合自己。

当你即将昏昏入睡，大脑又开始说"不能睡……"时，一定要冷静地告诫自己，那是强迫症在作怪，你可以将它视为你坚决要反抗的对象，它的话或指令，你坚决不能接受，否则你就会变成它的奴隶。

3.坚持采取以上方法，终会迎来胜利的一天。心理学家认为，当你意识到强迫症的存在并坚持与之抗争时，就意味着你已经接纳了强迫症，接下来最好是轻视它。告诉自己：那只是一个可笑的想法，我怎么可能不睡？太可笑了，你以为这样就可以强迫我吗？当你一天天坚持下来，慢慢地就会发现自身行为的改变，进而逐渐恢复到比较正常的作息时间。

第四节　解读"强迫症"

💗 强迫症及其临床表现

说到现在，我们已经对生活中的强迫行为有了一定的了解。不管是始终如一的选择，还是手机强迫症、晚睡强迫症，都是日常生活中较为宽泛的说法。那在心理学上，严格意义的强迫症是什么呢？

有一位邹姓中年男子，他最近迫不得已前去求助心理医生，并向医生讲述了一些关于自己的强迫表现。他说自己在做事情时总是犹豫不决，一个决定必须前前后后、反复思考几十遍，才能下决心，有时候甚至还需要更多的时间。有些念头在他的脑子里反复出现，明知没有必要，却总是不由自主地去想。

由此，近两年来他都感觉特别的痛苦。工作时经常会因为脑子里忽然冒出来的念头而分散注意力，总要把这个念头解决掉，才有心思工作，为此他没少被批评，甚至炒鱿鱼。最近准备考研，他拿起书本来往往看了半天，一个字都没记住，而那些不该记的他却记得非常牢固，为此他常常自责，内心感到十分焦虑不安。

有一次，他在公交车上不小心踩到了一位年过六旬的老人的脚，深感愧疚，

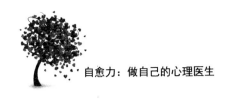
一遍遍地重复对不起，老人表示没关系，但他还是在距离老人下车地点两站的地方下车，四处寻找老人，后悔自己道歉不够诚意，应该买点东西到对方家里诚恳致歉，越是这样想，心里就越是难以平静……

还有很多次，他在新闻上看到煤气爆炸、大桥断裂的事故，于是他就开始天天担心自家煤气爆炸，为此他得反复检查煤气，看开关是否正常，有时候明明煤气已经关了，他睡到半夜还是要起身查看，反反复复核实；走在大桥上时，他会想大桥突然断裂的场景，自己是直接坠落而亡，还是会被一辆疾驰而过的轿车给轧到……

这些想法让他在过桥时胆战心惊，常常伫立不前，目光凝滞……还有一次，他在公司楼道里不小心碰掉了一块瓷砖，为此他耿耿于怀，心心念念想寻找那块瓷砖的主人。为此，他还在楼道张贴启事，说自己碰掉了一块长21.5厘米、宽19.8厘米、厚2.6厘米的瓷砖，还在启事中说明自己不是有意的，希望得到谅解等。后来值班人员告诉他："瓷砖属于物业管理，现已经修理好，请不必放在心上，下回注意就好。"他对值班员千恩万谢……医生诊断认为，邹先生的一系列行为表现均属于强迫症状。

强迫症是一种以强迫症状为主要临床表现的神经症，如强迫观念和强迫行为，患者一般都能够意识到该观念或行为的不必要，但却不能自控，即有意识的自我强迫和反强迫两者并存，当两者发生冲撞时，患者就会感到异常焦虑和痛苦。在我国，强迫症患病率为0.3%，在精神科门诊中占有0.1%至2%的比例，发病年龄普遍在16至30岁之间，男性比女性发病率要高，脑力劳动者居多。

那么，强迫症究竟有哪些临床表现呢？有强迫观念、强迫思维、强迫情绪、强迫意向以及强迫动作与行为等基本症状表现，也可以是以其中的某一种为主或几种并存。

1. 以强迫观念和强迫思维为主。比如强迫怀疑、强迫联想、强迫回忆、强迫穷思竭虑等。强迫怀疑，是指患者对自身言行的正确性产生了怀疑并反复求证，即便心中明知没有必要，但依旧难以摆脱此类行为，比如在签名时反复核实是否出错，递交上去后还是忧心忡忡，甚至要求拿回来核实等；在填写账号时也对一连串的数字没有信心，生怕写错等。强迫联想，是指患者在看到某一句话或一个词语时，脑海中产生了一种观念，便不自主地联想到另外一些句子、词语或观念。强迫回忆，是指患者对经历过的一些事件念念不忘，并在大脑中反复上演，难以摆脱，尤其是对某些恐怖画面的反复回忆，会增加患者的焦虑。强迫穷思竭虑，是指患者对生活中的某些常见现象进行类似于刨根问底的追问，反复思考根源，明知毫无意义，却忍不住。

2. 强迫情绪是患者产生的一些没有必要的情绪反应，比如担忧和反感，甚至是厌恶等。

3. 强迫意向，这是患者在内心产生的一种对违背自己意愿的行为和动作的强烈心理冲动，明知没有任何必要，却依旧难以自持。

4. 强迫动作与行为，这是由患者的强迫观念引起的一种不受控制的顺应行为，希望能够减轻强迫观念引发的焦虑情绪，比如强迫检查、强迫询问、反复清洗、强迫性仪式动作等，像我们常说的出门前反复锁门，触碰过不干净东西后反复洗手等。强迫仪式性动作或行为还会导致行为迟缓，比如有的患者会在阅读时反复阅读某页的第一行，导致难以往下阅读等。

当然，这里始终强调的一点是，患者明知某些行为没有必要，但却难以自控，这说明患者对自己的强迫症状是有一定的自知力的，即患者能够意识到

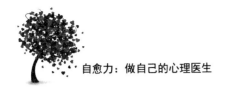

强迫观念和冲动是源自自我，而并非外界。

强迫症其实是以强迫观念和强迫行为为主要特征的神经症，临床类型分为强迫观念和强迫行为两大类。而强迫观念是强迫症的最常见，也是最核心的主导症状，几乎每一位患者都有强迫观念，由观念进而衍生出许多强迫行为。

了解了强迫症的临床表现，我们很有必要对强迫症的诊断标准做一下了解。我国心理学界认为，确诊强迫症需要符合以下四个条件：

第一是症状标准，需要符合三点：

1. 全完符合神经症的诊断标准，并且以强迫症状为主，至少应该包括强迫观念和强迫行为中的一种，或者是两者的混合模式。

2. 患者的强迫症状均来自于自己的内心，而非被外界所强加。

3. 强迫症状反复出现，患者意识到自身行为毫无意义，但自己无法控制，因而感到十分苦恼，甚至造成精神上的困扰和痛苦，患者试图抵抗，却无法成功。

第二是严重标准：患者的社会功能受损。

第三是病程标准：患者症状持续三个月或三个月以上。

第四是排除标准：排除其他精神障碍的继发性强迫症状，比如抑郁症、精神分裂症或恐惧症等；还须排除脑器质性损伤，尤其是基底节病变的继发性强迫症状。

🖤 强迫症病因何在

关于强迫症的发病原因，现有研究还不足以下定论，但实际上已有大量事实证明，强迫症与患者的个性特征、遗传因素、生活中的不良习惯、应激事件等均有很大关系，特别是在个性特征方面，强迫症患者中绝大多数人都有完美主义人格，主要表现为：沉默内敛、优柔寡断、谨小慎微、墨守成规、追求完美等。正因为有这些个性因素作为基础，具有完美主义人格的人群就成了强迫症的高发人群，但也有部分患者并不具备这类性格特征。

除了性格，还有遗传因素。研究发现，在强迫症患者的直系亲属中，焦虑障碍发病的概率要明显高于对照组，但患强迫症的概率并不比对照组高；如果把患者的直系亲属中具有强迫症状但并未达到强迫症诊断标准的人包含在内的话，则患者组父母的强迫症状危险率为15.6%，明显高于对照组。而强迫症患者的亲属中，患有焦虑障碍、强迫性人格障碍等疾病的概率也要明显高于对照组。这一系列的研究均为强迫症的遗传性提供了依据。

另外，还包括社会心理因素的作用。如生活和工作环境的变更，要求当事人迅速适应，处境艰难，当事人担心遭遇意外以及生活中的种种应激事件的刺激等，这些会促使患者将焦虑情绪和某一特定的心理事件关联起来，并作出一些仪式行为以缓解该情绪，进而导致一系列仪式动作的重复，循环往复的强迫行为就形成了。某些思维与观念原是为了缓解焦虑而生，但最终却导致认知方面的强迫观念。

第五节　破除"强迫魔咒"

一旦确诊为强迫症，就要积极进行治疗。在治疗方面要考虑药物治疗和心理治疗两大途径。药物治疗需要按照医生的安排进行，而在本节中，我们将就心理治疗进行具体探讨。

心理治疗指的是临床医师在语言或非语言方面和患者之间建立一种良好的医患关系，然后再运用相关心理学和医学的知识去引导患者克服和纠正一些

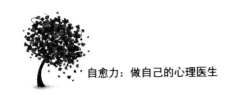

不良的生活习性、情绪障碍、认知偏见等。心理治疗一方面要依靠医师，而更多的还是要依靠患者自身进行积极的心理调节。这里需要注意，强迫症状和强迫症并非一个概念，前者病情较轻，并不需要药物治疗，而后者就相对严重了。而不管病情是轻是重，心理治疗都是其中不可或缺的关键环节。在这一点上，患者也可以学着做自己的心理医生，积极地为自己做心理疏导。

克服强迫症的暴露疗法

暴露疗法也被称为满贯法，要求患者具备较为坚强的意志力、迫切求治的动力。在方法正确并具备坚持不懈的信心与决心的前提下，有望不使用药物治疗，并且效果良好，有根治的可能性。

暴露疗法一般是采用想象或者是模拟的形式，让患者直接进入到一种令其恐怖和焦虑的现实或类似的场景之中，这样就可以直接与导致其恐怖和焦虑的对象进行正面接触了。接下来就要做到"不逃避"，坚持一段时间之后，这种恐惧感与焦虑感就会自行消退。比如，患者可以运用想象的方式在大脑中不断上演某种令自己感到极度恐惧的场面，此时还可以配合外界黑暗环境、恐怖声音的刺激等，以加强这种恐惧感的体验。

患者在这个过程中，不管有多么焦虑和恐惧，都不能做出堵耳朵、闭眼睛、大声喊叫、反复洗涤等强迫行为。当最恐惧的事情逐渐淡化，形势转好后，患者的焦虑感和恐惧感也就随之消失了。患者会在这个过程中逐渐学会控制强迫行为，并对强迫行为逐一加以克服，渐渐消除在中断强迫行为时出现的心理不适应症状。具体步骤如下：

1. 患者自身必须深刻了解强迫症的想法和行为。选择一种强迫行为，然后认真回顾这种强迫行为发生的全过程，再重点想象，如果自行对强迫行为加以控制，内心会产生什么样的不安以及要如何忍耐，阻止这种强迫行为的重复出现。这个过程可以帮助患者了解自己当下的困扰主要是来自强迫观念还是强迫行为。该过程要坚持至少半个小时以上，刚开始时，可以选择强迫行为中程度较轻的行为，然后再逐渐加大程度。

2. 患者与自己对话。告诉自己："这并不是我自己，而是强迫症在作怪！"认识到那些强迫观念是没有丝毫意义可言的，是大脑发出的错误讯号。此外，患者有必要对反复检查、清洗等行为为何有着巨大的行为驱动力深刻理解，如果心中明明知道"反复检查没有必要"或"根本不需要洗那么多次手"，那为什么还要听从大脑的指令呢？对这些原因进行深刻剖析，认识到自己无法摆脱的根本原因，便能够促使患者增强意志力以及强化对强迫行为的抵抗力。

3. 尝试转移注意力。当患者想象自己正身处某种强迫行为中时，可以尝试着用转移注意力的方法去中断强迫行为的实施。别小瞧了转移注意力的作用，哪怕是短短的几分钟，都会产生非凡的意义。患者可以选择某种特定的行为去代替强迫性洗手或反复检查行为，比如日常生活中的跑步、上网、看电影、听音乐、看书等，这种特定的行为必须是自己比较感兴趣的。

在该阶段中，患者可以给自己制定一些规则。心理学家建议的是，采取15分钟法则，即当强迫观念出现时，等待15分钟后再做反应。开始尝试时可以给自己5分钟的时间，5分钟后再去做强迫性洗手或反复检查行为的代替行为，如听音乐、跑步等；而在这5分钟的时间内，患者的大脑中要重复前两个步骤的内容，五分钟一到，就开始去做听音乐、跑步等令自己感兴趣的代替行为。

5分钟是刚开始时候的训练目标，一段时间以后可以渐渐地向15分钟靠

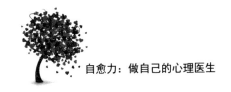
近；随着不断地训练，你会发现时间也在逐渐延长，慢慢向 20 分钟和 30 分钟趋近。在这个阶段中，患者一定不要去做大脑强迫你做的事情，而是坚定地做自己选择的事情，强迫性冲动会因为你的延迟而逐渐降低，直至消失。

此外，还要养成记录的习惯，将自己每一次的成绩都记录下来，看看有没有进步。如果出现退步现象也不用着急，切忌再去追求完美，给自己多一点鼓励，哪怕只有一点点的进步也要给自己一定的奖励。这样有助于克服训练初期出现的不良心态，建立自信心，并且帮助患者清楚地了解自己取得的成就，成就越多就意味着成效越大，信心越足。

在以上三个步骤中，第一步是患者根据现有强迫症的知识，认清自身行为的本质——是一种心理疾病，是大脑发出的错误指令，进而认识到自己不应该服从，加强对强迫行为的抵制。然后在"转移注意力"的训练中，患者就可以做到延迟强迫行为，并以某个特定的活动代替它，最终达到降低强迫性观念和强迫性冲动强度的目的。

接纳疗法——阻止回避行为

强迫症患者应该深刻认识到自己的强迫观念和行为是强迫症状，要想克服强迫症，必须消除对强迫症状的紧张、焦虑和恐惧之感，要摆脱和成功抵御强迫观念的影响。"顺其自然"的接纳疗法就是为了帮助患者打破强迫症的恶性循环而设计的。

心理学家认为，强迫症之所以出现，是因为患者在与强迫症状做对抗，不允许它们出现，这其实是在反复暗示自己产生了强迫症状。此时，患者表面上是在强迫自己"不强迫"，但其实却是在强迫自己去"强迫"。因此，专家建议强迫症患者要对自己的一些症状采取"不理会"、"不害怕"、"不反抗"的态度，然后顺其自然地去接纳症状的存在，进而重塑个性，树立自信心，培养良好的心理素质，改善人格结构，用积极、果敢、乐观的思维方式应对一切。

顺其自然的接纳疗法和暴露疗法是两种近乎相反的方式。暴露疗法要求患者在强迫症状出现时采取延迟纠正的方式，用特定活动替代强迫行为，达到阻断强迫行为实施的目的；而顺其自然的接纳疗法，是需要患者及其家属接受强迫症状，不抵制，极度焦虑时也不要过分与强迫症状相对抗。患者可以去做，一旦焦虑得以缓解，要马上从事别的活动，以此转移注意力，反复多次，强迫症状就会得到有效改善。

暴露疗法和接纳疗法的共通之处是，患者必须找到适合自己的、富有建设性的活动方案，最好是自己感兴趣的事情，以此代替强迫行为。在接纳疗法中，患者不仅要在强迫行为停止后立即从事替代行为，还要在平时多做有意义、有利于建立自信心的事情，扩展兴趣爱好，在生活中体验美好，锻炼自己勇于面对困境的心态，培养解决问题而非逃避问题的能力。

1. 不理会。患者对强迫症状采取不理会的态度，使之不能引起患者的焦虑情绪，如此反复，强迫症状便会自行消退。就像小时候有一种叫做"人来疯"性格的孩子，你越是对其行为表现出在意，他就会越来劲；但当你对其视而不见时，他渐渐也就觉得没意思，久而久之就自己乖乖地待在一边了。这种应对"人来疯"的策略也可以拿来应对强迫症状，当患者对其不加重视，甚至不屑地忽略它时，强迫症状也就"自觉"地告辞了。

2. 不害怕。患者在强迫症状即将或已经出现时，不害怕才不会产生焦虑的情绪。要知道焦虑是引起强迫症状恶性循环的一大重要因素。没有焦虑，强迫症状也就失去了它的威力。患者可以在心里暗示自己：来就来吧，有什么大

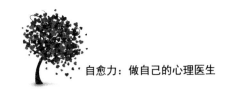

不了的，我不怕你，看你来了能做什么？然后患者需要勇敢地接受强迫症状，不要期望强迫症状会在这种心理暗示中立即消失，它需要一段时间，而你只需要做到不害怕就可以了。真的做到了不害怕，就不会再采取抵制的态度，接纳疗法才会收到成效。

3. 不抵制。患者在做到不理会、不害怕之后，才能完全做到不抵制，即在强迫症状面前顺其自然，按照正常的行为习惯行事，坚持日常活动，做自己该做的事情，比如继续工作、看书、听课，当患者的心思全部投入到了工作和学习中时，强迫症状就达不到它的目的了。顺其自然不是放任自流，而是要求患者不要刻意想着要怎么去抵制和消除那些症状，只要不让强迫症状干扰到当前的生活和工作规律即可。

💧 松弛疗法——让身体改变情绪

心理学认为，一个人的心情主要反映在"情绪"和"身体"这两个方面，如果能够做到改变"躯体"状态，那么"情绪"也会随之改变。"躯体"的反应受自主神经系统控制的"内脏内分泌系统"的影响，这一过程很难被随意操控。但它还受到随意神经系统控制的"随意肌肉反应"的影响，而后者是完全可以通过人们的意念加以控制的。换句话说，人们可以通过意识控制"随意肌肉系统"，然后再间接地操纵"情绪"，进而达到借"躯体"控制"情绪"，唤起轻松、愉悦心情的目标。这就是松弛疗法的基本原理。

1. 肌肉放松法

最好能有一间敞亮、舒适的房间，患者坐在一张单人沙发上，或者其他比较舒适的椅子上，依次按照以下步骤进行训练：

（1）深吸一口气，尽力保持约15秒；然后缓慢地吐出气流，稍停顿片刻，再重复以上动作 2 次。

（2）伸出双臂、握紧拳头，注意感受手上的力量，用力握紧，坚持 15 秒钟，然后再放松，彻底摊开手掌，好好享受一下放松之后的感觉，比如轻松或温暖等。这些其实都是你放松之后的身心状态。享受一番后，停顿一会儿，将以上练习再做一次。

（3）接下来，渐渐将你的双臂彻底放松下来，尽量达到最佳的放松状态，再用力弯曲并绷紧双臂肌肉，保持大约 15 秒钟，保持的过程中感受一下双臂肌肉的紧张感；接着，就开始缓慢地放松下来，直到恢复最初的放松状态，这时候要好好享受一下放松之后的感觉，和刚才的紧张做一下对比。停顿一会儿之后，将该训练再做一次。

（4）做完了双臂的放松练习，下面就是双脚的练习了。首先，将你的双脚放松，找到最佳的放松状态，接着，再慢慢紧张起来，脚趾紧扣地面，用力扣紧，保持大约 15 秒钟，感受该过程中的肌肉紧张感；之后再渐渐地放松双脚，直到恢复最初的放松状态，享受紧张过后的松弛。停顿一会儿，将该练习重复一次。

（5）双脚放松练习做完，接着做小腿部位的放松练习。先将脚尖使劲向上翘起，脚后跟随之压紧地面，小腿部位肌肉紧绷，保持该姿势大概 15 秒钟，体验一下小腿肌肉紧绷的感觉；之后再渐渐放松下来，直到恢复原来的放松状态，仔细体验紧绷感之后的轻松。停顿一会儿，再将该练习重复一次。

（6）接下来是大腿肌肉的放松练习。首先放松大腿部位的肌肉，再将脚后跟向前向上移动，大腿肌肉随之紧绷起来，保持大概 15 秒钟，这个过程中还是要尽量体验一下大腿肌肉紧绷时候的身心感受；接着可以缓慢地进入放松状态，停顿一会儿，再将该动作重复一遍。

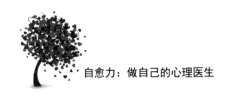

（7）现在开始做头部的放松练习。首先皱起额头肌肉，渐渐紧起来，然后保持紧皱的状态15秒钟左右，最后再慢慢放松，恢复之前的状态。停顿一会儿，再转动眼球，由上开始向左边，到下边，再到右边，加快转动的速度再来一遍；紧接着，反方向再转动一次，加快速度，停下来后慢慢放松。停顿一会儿，开始用舌头顶住你的上腭部位，使劲顶起，保持15秒钟，之后再渐渐放松下来。再停顿一会儿，开始收紧下巴，使劲收紧，保持15秒钟，再渐渐放松。以上训练完毕后，可以稍作休息，然后重复一次。

（8）现在，将躯干上的肌肉群彻底放松，接着做扩展动作，即向后方扩展双肩，尽力向后，保持好这个姿势大约15秒，再慢慢地放松，恢复原来的姿势。停顿片刻后，再来一次。

（9）两遍扩展动作做完之后，接着做提肩动作，即尽量使双肩向上提升，接近你的耳垂位置，保持该姿势大约15秒钟，再渐渐放松下来。停顿片刻后，重复一次。

（10）现在开始将双肩向中央部分缩起，用劲收缩，保持15秒，再慢慢放松下来。停顿一会儿后，再做一次。

（11）抬起双腿向上，尽力弯腰，保持15秒钟后，再放松下来。停顿一会儿之后，重复一次。

（12）使臀部肌肉紧张起来，保持大约15秒，然后可渐渐放松。稍停片刻后，将该动作重复一次。

以上动作全部练习完毕后，患者可休息一段时间，然后再全部重复练习一次。

2. 意念放松法

意念放松法还是要求患者坐在一张舒适的单人沙发上，或者以一种比较舒适的姿势靠在沙发靠背上，依次做以下动作：

（1）闭上双眼，静默。

（2）现在开始集中注意力于头部，紧紧咬住牙关，最好是使两边的面颊感到紧绷，片刻之后慢慢松开牙关。此时，患者会感觉到咬牙的肌肉产生了松弛感。再逐一地将头部各部位肌肉都放松下来。

（3）现在把注意力全部集中到脖颈部位，让脖颈肌肉渐渐紧张起来，直到感到很酸、很痛、很紧，然后再慢慢放松肌肉。

（4）现在开始把注意力转移到双手上，用力握住拳头，直到患者感到手发麻、有酸痛感为止，然后再慢慢放松下来，恢复到原来的状态。体验这个过程中紧绷和放松感觉之间的差异。

（5）现在把注意力集中在胸部，深吸一口气，不要呼出去，保持 1 ~ 2 分钟再吐出去。重复这个动作两三次，直到让胸部感到舒畅为止。

（6）下面患者就可以依次做肩膀部位、腹部、腿部等各个部位肌肉的放松练习，让全身都进入放松状态。

3. 有氧运动练习

所谓有氧运动是指快步走、跑步、骑自行车、游泳、爬山、滑雪等运动。专家认为，有氧运动是最有利于患者调节情绪、改善性格的一种方式，长期坚持有氧运动会令人身材健朗，并且在无形中完善个人性格特征，潜移默化地改善强迫人格。

4. 心理暗示练习法

强迫症患者有时候会用一些奇怪的想法去暗示自己，无形中就增加了焦虑情绪。心理学家建议，患者可以采用积极的心理暗示，比如告诉自己："我不害怕"、"我不担心，不紧张，再坚持一下就会好起来了"等。这种自我暗

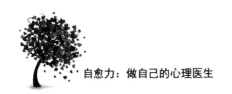

示有助于缓解紧张情绪，帮助患者找回积极的心理感受。

　　总之，在克服强迫症的训练中，患者要做的不仅是锻炼自己的心志，不能服从强迫的冲动去做出某些行为，同时还要深信那只是大脑的一种误导。运用我们介绍的以上几种方法，学着与强迫症状相处，用温和的方式去改变强迫症状的身心反应。相信患者只要坚定信心，最终都能够获得自由！

第五章
重塑自我——跨越人格障碍

　　生活中有些人会毫无理由地以自我为中心，傲慢自大；有些人脾气暴躁，稍有不顺心就大发雷霆；也有些人会过度讲究细节，吹毛求疵；更有不少人会无缘无故怀疑身边的人，心存疑虑而难以与周围的人建立亲密关系……事实上，这些都是人格障碍的表现。那么，生活中都有哪些比较常见的人格障碍？有什么样的表现？如何进行自我检测和自我修复训练？

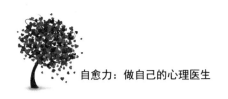

第一节　矫正偏执型人格

🖤 偏执型人格障碍案例

2007年11月27日，北京某医院接到一起特殊抢救，该孕妇和她肚子里的孩子双双死亡。

据悉，在长达三个小时的手术签字僵持中，医院院长也曾亲自到场相劝，派出所的警察也来到现场，当时在医院住院的很多病人家属都纷纷站出来做孕妇家属的思想工作，甚至有人当场表示，只要他肯签字，立即给他一万元奖励。结果，任何劝说都无济于事，他只是喃喃自语地说："我老婆是感冒，等她好了之后自然就生了。我不签字，签字了医生就不会免费给药物治疗了，我没有钱！"

不久之后，他又开始放声大哭，哭完接着说："再观察观察吧！"后来，他居然还在手术通知单上写下"坚持用药治疗，坚持不做剖腹手术，后果自负"的字样。医生觉察出男子行为异常，怀疑他是否有精神问题，但经精神科主任确诊，他不仅没有任何精神失常的迹象，还表现得非常警惕。

医院在没有亲属签字的情况下，无奈地选择用急救药物措施勉强维持孕妇的生命，不可擅自实施手术。结果，三个小时之后，孕妇心跳停止。男子得知妻子真的死去后，当场大哭，这才表示要签字。妻子尸体被抬走之后，男子在病房外面独自徘徊，还去找医生理论，要求看自己的孩子。后来，民警赶到现场，将其带走。

事实上，在妻子离世之后，男子还向周围的人诉苦，他说他与妻子是老乡，当时是在火车上认识的，妻子因为和家人不和想自杀，是他好心劝下了她，打消了她自杀的念头，至此两人便开始一起生活。男子还称，两人在北京的生活虽然艰苦，但自己给了妻子精神上很大的快乐和安慰。他坦承自己爱上妻子的原因是：她年轻，会唱歌，讲究"三从四德"，听话，从不与其他男人接触。后来，他还要求将亡妻的尸体运回家乡安葬。

有一位病人家属贺某，是当天目睹此事件发生全程的人员之一，也就是那个说要给男子一万块钱的人。贺某在一次探望死者家属的过程中，悄悄塞给死者父母500块钱，后又要给该男子500元，该男子很有正义感地要求把钱给他的"岳父岳母"，自己不要。当贺某问他是否后悔不签字害死妻子时，他依然义正词严地说："我不签字，医院也应该先救人啊！"

这件事曾在当时引起强烈轰动，舆论的焦点主要集中在男子和医院两方面。这里我们抛开医院的责任不论，单就该男子的表现而言，专家认为，这是偏执型人格障碍。死者父母要求追究该男子的刑事责任，但他一直坚持认为，自己即便没有签字，医生也应进行手术，所以是医生的责任，而不是他。也就是说，在亲人病危的情况之下，他还能够进行十分理智的思考（担心医院不给做免费药物治疗，考虑到自己没有钱），这与正常人的心理和行为已经构成了强烈的反差。

他喜欢妻子的原因之一是因为她"从不与其他男人接触"，这说明他很在意妻子和别的男性有接触。此外，他一直保持思维的前后一致性，觉得自己想问题"一向周到，不会出错"，这种总以为自己有理，并直接将由自己的失

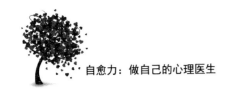

误而引发的后果全部否定，把一切罪责都归因到外界的行为表现，符合偏执型人格障碍的特征。

不过，该男子并不认为自己有心理问题，坚决否认自己有病，只是承认自己"是挺固执的"。每当他回忆起当天手术前的情形时，总是思维混乱，一会儿说自己很后悔没有签字，一会儿又说都是医生害死妻子的，过了一会儿还说即使签字了，妻子还是会死。最后，他干脆直接说："早知道我签字好了，这样妻子死了，责任就都是医院的了。"总之，他一直在为自己辩解，如果有人指出漏洞，他只会停顿一下，然后接着自顾自地往下说。

面对众多媒体的采访，他似乎已经习惯了表现自己，并且会很适当地哭泣，将整个身子缩成一团，目光呆滞。面对反复追问，他也不烦，甚至还自得其乐，仿佛自己已经在其中找到了自己的存在价值。可见，他只活在自己构筑的世界里。

关于他拒绝在剖宫产手术同意书上签字的原因，男子后来还补充说，不仅是因为自己没有钱，还因为之前有和尚告诉他，在北京有人会害他的老婆，并且剖宫产影响生二胎。很多人都想不到，在生死关头，该男子居然可以如此理智地考虑那么多。

几天后，有人发现他去药店买安眠药，结果没有买到，就直接去了医院，在那里警察再次把他带进了派出所。晚上，男子开始在里面大喊大叫，声称自己要死，当被问及为什么一定要用安眠药自杀时，他居然嘿嘿笑起来："如果被人识破了，不好意思啊！"

🖤 偏执型人格障碍及其诊断标准

专家认为，以上两个案例中的男性的行为均属于偏执型人格障碍的表现，但不存在持久性的精神病症状，如妄想、幻觉等，否则就要考虑是偏执型精神病或偏执型精神分裂症等疾病。

　　偏执型人格障碍的关键是"不信任"，即认为别人总是狡诈、伪善、不可靠、别有用心的，而认为自己才是正义的化身，是纯洁且高尚的。这一点表现在爱情关系中，有偏执型人格障碍的一方总是会要求另一半不得与除了自己的任何异性有接触，案例一中的男子也表示过妻子生前从未与其他男人交往，因而他们的关系才相对和谐；而案例二中王某的女朋友就经常与异性接触，这使得王某疑心加重，两人关系也随之陷入困境。

　　此外，这类人还时常担心因为自己的脆弱和纯洁而受到别人的不公平待遇，甚至遭受欺骗、侮辱等，因此他们对外界总是保持着高度的警惕状态。

　　研究发现，偏执型人格障碍主要以猜疑和偏执为特征，形成于青少年时期，并且男性普遍多于女性，以胆汁质和外向型性格的人居多。患有这种病态人格的人通常人际关系紧张，很难与同学、同事、朋友及家人和谐相处。那么，偏执型人格障碍的诊断标准有哪些呢？

　　1. 对他人持有过重的疑心，常常把别人的无意或非恶意的行为误解为对自己的敌意，在没有足够证据的前提下，仅凭借怀疑就断定对方要加害于己，自己会成为别人"阴谋"的牺牲品，因而时时保持极高的警惕性。

　　2. 对某些有意或无意的伤害和侮辱无法宽容和谅解，总是耿耿于怀，甚至伺机报复。

　　3. 容易产生病态的妒忌心理，过分怀疑另一半不忠或出轨，但不在妄想范围内。

　　4. 对自身所遭遇的挫折和失败过分敏感。

　　5. 忽视和不相信那些与自己的想法不相符的客观证据，别人难以用讲道理的方法令其改变想法。

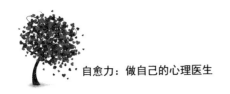

6.过度自负，以自我为中心，心理上总感觉压抑，一度怀疑自己被迫害。

7.脱离现实，争强好辩，固执地追求个人的不合理的权利和利益，甚至出现冲动性攻击行为。

在以上七项中，至少要符合三项，才可确诊为偏执型人格障碍。此类人基本上是自我和谐的，缺乏自知之明，不会承认自己的偏执行为，也不会主动地或被动地去寻求医生的帮助。

❤ 偏执型人格障碍的形成原因

研究认为，偏执型人格障碍大多形成于青少年时期，主要原因还是家庭环境。比如孩子受到家长的无原则的溺爱和迁就，在"皇帝式"、"公主式"的家庭环境中长大，孩子们逐渐养成了以自我为中心的观念，习惯了家人的百依百顺和不绝于耳的赞美和颂扬，对自己缺乏客观、正确的评价，高估自身能力，不愿意同时也缺乏改正缺点的勇气和正确态度……这些在小时候形成的性格弱点就成了偏执型人格障碍的发展基础。

❤ 偏执型人格障碍的自我修复

第一，针对偏执型人格障碍的衍生基础，家长要重视家庭教育对孩子的重大影响，在极力为孩子营造一个和谐、温馨的成长环境的同时，也不要忘记适时纠正其不良思想。

研究发现，在性格不健康、经常吵架和打骂孩子的父母的影响下，孩子很容易形成不良心理和性格，主要表现为自幼就孤僻、敏感、急躁、主观、疑心重等。可见，父母要时刻注意自己的言行，不要给孩子做负面榜样。

如果家长发现孩子已经出现了偏执型人格障碍的各种表现，就要注意其性格特点，尊重其合理的意见和要求，尽量不要在小事上发生无休止的争论；

如果其意见和要求不合理或因为各种条件限制无法办到，也不要急于否定，而是要耐心倾听，必要的时候应给予解释，以便打消其顾虑。实在不能统一意见时，与其争论不休，倒不如搁置一段时间，等待时机成熟或双方心情极佳的时候再做探讨。

第二，积极进行心理治疗。心理治疗需要家人、亲友的协助，主要是通过深入接触并与之建立起良好的关系，同时给予各种关心和照顾，帮助患者认识到自身的个性缺陷，指出个性并非不可改变的，引导其重建自信心和相信他人。患者同时也从对方对自己的种种关切和照顾中认识到信任的重要性，进而积极改变现状。

这种心理治疗的基本原理就是，心理医生或身边的亲友对患者的症状以心理学的原理加以阐释，帮助患者更深刻地了解自己的思想和行为。通过这种深刻理解，患者会找到隐藏在内心深处的动机或无法消除的情结，洞察自身适应困境的反应模式，从而改善心理行为和处理问题的方式，达到间接消除精神症状，促进人格成熟的目的。但这种心理治疗的重点不仅仅是帮助患者消除精神症状，更重要的是改善患者对现实的心理适应模式，比如对内如何处理自己的欲望需求等。

1. 提高认知

偏执型人格障碍患者对别人是极其不信任的，因而敏感多疑，不接受任何善意的忠告，但如果你们的关系非常好，就另当别论了。所以，首先要与之建立和谐、友好的信任关系，只有在相互信任的基础上才能有进一步的情感交流，并且向其全面介绍偏执型人格障碍的特点、个性表现、危害性以及纠正的方法，进而纠正患者的自我评价，并使其产生改变自己的积极愿望。协助患者做这一心理治疗的人一定要以此为先决条件，不要急于求成，慢慢与之建立和

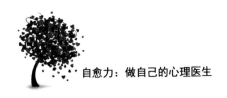
谐关系是关键。

相互信任的和谐关系建立之后，要引导患者逐步消除偏执型人格障碍的异常行为特征，比如，当患者感到同学、同事等对自己有敌意时，要立即想到自己是不是又要掉进"偏执型人格障碍的黑色旋涡"中去了，告诉自己"这是偏执的观念在起作用，这是错误的"，或者在自己对别人产生不信任和敌意时，要仔细分析自己是不是再次被"黑色旋涡"卷了进去。在这个过程中，要培养自己客观看待问题的能力，随时提醒自己不要总是盘桓在自己构筑的世界里，还要试着用相信自己的态度去相信周围的人。

2. 自我纠正

因为偏执型人格障碍的人总是喜欢走极端，要么好到极点，要么坏到极致，这与其大脑中的非理性观念是相联系的。所以，偏执行为的矫正还需要以矫正偏执观念为前提。

患者其实是能够意识到自己的偏执行为的，因而从现在开始，患者不妨将自己平时的偏执行为列出来，然后逐条修正。比如，患者列出的偏执观念或行为有：

"我不允许另一半与除了我之外的异性有接触。"

"我不相信这世上的所有人，只有我自己才是最可信的。"

"每个人都只为自己考虑，别人攻击我，我也要毫不手软地加以还击。"

"我这么优秀，不允许任何人超越我，凌驾于我之上。"

那么，现在就开始逐条做修正，改为：

"我的另一半也有自由，他（她）与除了我之外的异性有接触很正常。"

"这个世界上还是有好人的，我应该相信好人。"

"为自己考虑很正常，毕竟大家都有自己的利益所在，别人攻击我，我还击的前提是自己真的遭受了攻击。"

"天外有天，人外有人，我不能保证自己就是无法超越的。"

这就祛除了其中的偏激成分，帮助患者客观、理性地看待人与事。患者还可以将修正之后的内容悄悄地在心中默念，每天都坚持，一段时间以后会出现神奇的变化。

3. 心理暗示

患者如果能够及时意识到偏执思想和行为的存在，那就应该在它们出现之前就加以制止，暗示自己不要陷入"敌对心理"和"信任危机"的旋涡之中，尝试多与周围的人接触，试着去相信他们，给予对方表现自己的机会，看看你最初的判断是否准确。相信你会发现对方并不是你想的那样，进而找到相信的勇气和动力。

患者用这种自我暗示的方法时，要提醒自己尊重和理解对方，这样你也会收获到同样的尊重和理解。这是心理学中的"镜子原理"，你在镜子中看到的其实就是你自己，所以，你想要看到什么，首先自己就要做到什么。比如，你希望别人不要一直板着脸对你，那你就先对别人微笑，相信对方也一定会回报你一个很灿烂的笑容。

第三，积极做出行为改变。当偏执的观念有了一定改善之后，患者还要积极地改变行为。多结交朋友，积极参与社交活动，在与友人相处的过程中，试着去相信对方。

1. 交友要真诚，诚心诚意。根据"镜子原理"，患者只有用真诚的态度与别人相处，才能很快赢得对方的真诚相待。相信大多数人都是善良且友好的，消除不安全感和偏见，去掉有色眼镜，再去审视一切，会出现不一样的风景。当然，交友的目的是为了帮助自己克服偏执，而不是为了寻找敌意，这一点很

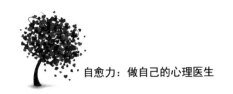
关键。所以，一定要相信自己能够做到。

2. **大方给予帮助**。在交友的过程中，如果对方有困难，要毫不吝啬地伸出自己的双手，对方会铭记于心，这也是取得信任的关键。俗话说"患难见真情"，当你用真情与对方相处时，友情的根基才会更加稳固。

3. **注意交友原则**。并不是大街上随便抓一个人，就能够成为知心朋友。大凡相处得来的朋友多半都是性情相似的，心理学上称之为"心理相容原则"，即对方与你在性别、年龄、职业、文化修养、经济水平、兴趣爱好等方面是否相互融合。此外，交友还要重视的一个原则是"志同道合"，即双方思想观念和人生价值观相似或一致。

4. **需要亲友的大力支持和协助**。患者的亲人要经常给予其鼓励，不要动不动就予以责骂，做到相互关心、相互尊重和理解很重要。为患者纠正偏执营造一个好的环境，减少和避免不良刺激。

第二节　矫正强迫型人格

♥ 强迫型人格障碍案例

张某今年23岁，目前没有工作。据了解，在农村长大的张某从小就非常懂事，也许是身为长子的关系，他深知父母的不易，因而对自己也严格要求，成绩一直保持班上前三名，为此也赢得了老师的喜欢。在初一下半学期，张某的父亲为了奖励儿子，便用节省下来的钱为他买了一块好看的手表，还嘱咐他不要丢了。

哪知不到半年的时间，那块手表还是被张某弄丢了。他解释说："我已经很小心了，可越是小心就越是紧张兮兮的，结果真就丢了。"事后他也深感自责，经常在操场或马路边低头巡视，希望那块表还可以出现。更重要的是，他因此开始心不在焉，上课也没心思听讲，结果导致成绩下滑。

后来，家里新买了沙发，张某很喜欢，经常一屁股坐上去，在上面看书。但有一次，母亲不经意地说："以后少坐沙发，别坐坏了。"那次之后，张某就再也不敢坐了，生怕给坐坏了。再后来，他连椅子都害怕。

由于成绩不好，又因为生病，张某只勉强把初中读完了，之后就一直待在家里。父母为了给他看病四处奔波，也花了很多钱，张某为此很难受，心理负担很重。

前段时间，张某开始小便失禁，常常想去上厕所，但每次都自认为不该上，于是越是想控制就越想去。其实，困扰张某的问题并不止这些，还有很多日常琐事，比如"该不该坐椅子""我饿不饿""我渴不渴""衣服是明天洗还是现在就洗了"，甚至看到电灯的开关时，他都要犹豫该不该关掉，出门后会反复检查门有没有锁好等等。当然，张某很不愿与人交往，他认为别人似乎都在嘲笑他，都用眼睛一直看着自己。

不久之后，张某家人带着他走进了一家医院的精神科，准备接受心理医生的帮助。在这个过程中，张某如上所述地一一向心理医生陈述了自己的情况。

心理医生认为，在精神病学中，强迫型人格被分为强迫思维、强迫情绪和强迫行为三种，而后来强迫情绪从中分离出来，单独成为一种类型，即恐惧症，指的是患者对特定的人或物或某种场景，有不可抑制的、与现实处境不相符的恐慌、惧怕、紧张心理。在张某的情绪中也有对椅子和沙发的恐惧，但并不是主要特征。而再结合他的其他心理和行为特征分析，张某在精神方

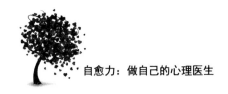

面一切正常，其家族成员中也没有精神病史，所以，张某属于强迫型人格障碍患者。

随后，心理医生详细地分析了张某的症状以及这些症状产生的具体原因，还特别指出，张某的强迫观念和行为并不是在短时间内形成的，而是在他本人内向的个性和看似轻松、实则严格的家庭教育环境的共同作用下形成的。

"我的病还有治好的可能性吗？"饱受困扰的张某很想拥有正常人的生活。

"只要你肯积极配合，一定能够治好。"心理医生明确地告诉张某说。

"你首先要有一个积极的态度，因为你的病情其实并不严重，积极配合治疗，很快就可以康复了。所以，不要有思想压力。此外，你要每天坚持记载自己的一些强迫观念，包括强迫观念的具体内容和它们出现的次数，并且在它们出现时不要刻意与之抗争，顺其自然，想上厕所就去上，想坐沙发就去坐，经常暗示自己说：'别人都很忙的，不会一直盯着我看。'这样一来，你的强迫观念就会淡化。"心理医生给出了自己的建议，并要求张某务必要坚持做到。

张某自己也非常想要康复，因而回到家后，他根据心理医生的建议列出了计划表，并坚持一条不漏地执行。两个月后，张某的情况果然出现了好转。

～～～～～～～～～～～～～～～～～～～～～～～～～～～～～～～～

蒋某是浙江某大学的老师，她有一个很聪明可爱但身体不太好的儿子。2012 年 5 月 6 日，13 岁的孩子依旧像往常一样爱睡懒觉。蒋某出门买好早餐回家，发现孩子还没起床，她就像以前一样走上前去，用手掐儿子的脖子，试图用这种方式让他起床，还顺手打了一下儿子的屁股，接着就走出房间了。

没过多久，蒋某再次走进来，却发现儿子还是躺着没动，心中不免有些生气了，然后又伸出双手在儿子的小脖子上掐了一下，因为生气的缘故，这次的力气明显比上一次大了。蒋某第三次进屋时，儿子依旧没有动静，她又伸出双手掐他的脖子，这一次小男孩的腿伸直了。蒋某误以为他醒了，便径直走出房间。事实并非如此，蒋某第四次走进房间时，小男孩还是躺在床上不动，蒋某的情绪一下子就发生了变化，她开始使劲地掐儿子的脖子，直到孩子的脸变红，还咳嗽起来……等到蒋某第五次进屋时，才发现她儿子已经断气了。

蒋某这才反应过来，赶紧给儿子做急救，使劲压他的胸部，还用拳头去敲打他的心脏，但一切都无济于事。蒋某感到恐慌，情急之下她打电话给自己的父母，而不是报警或打120。随后，蒋某还给儿子换上了自认为很漂亮的一套衣服。

这件事在当时令周围的人很震惊，谁也不会相信，身为教师的母亲会亲手把自己的亲生儿子掐死。当警方赶到现场时，男孩早已经没有了呼吸，而经鉴定，男孩确实是被掐死的，距离死亡时间至少有六个小时。蒋某当时十分安静地坐在隔壁的房间里。

后来，医院对蒋某做了精神鉴定，发现她患有强迫型人格障碍，但尚在刑事责任能力范围之内。

原来，蒋某在儿子的身上倾注了几乎所有的精力，她还在儿子的房间内放了两张紧紧挨在一起的床，每天都要陪着儿子，直到儿子睡着后，她才悄悄起身，回到自己的房间。假如丈夫出差不在家，她就会陪着儿子一起睡。平时，蒋某对儿子的一切事情都要亲力亲为才放心，比如该吃什么不该吃什么。即使是孩子的爸爸带他去楼下玩耍，她都不放心。而在孩子的教育方面，蒋某也有自己的一套严格要求。比如，她不准孩子看电视，每次回家都要摸摸电视机后

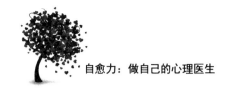
面热不热，如果热，她就会发脾气，甚至拿出菜刀。

蒋某一直都很独立，她做事讲究条理和计划，其父母还说，她小时候就有制定表格的习惯，上面排得满满的，都是自己做事的计划。蒋某的丈夫也觉得妻子非常要强，家里大大小小的事情她都要做主。

❤ 强迫型人格障碍及其诊断标准

强迫型人格障碍是人格障碍的一种，患者过分要求秩序严格、完美，做事缺少灵活性、开放性，效率低下，在日常生活中总是按照循规蹈矩的方式，按部就班地学习、工作和生活，不允许出现变更，担心遗漏某些要点而过分仔细和紧张，有时甚至重复检查、关注细节，致使任务延迟或难以完成。研究发现，这类人很容易陷入某件事情之中无法脱身，表现过分紧张，不给自己放松的机会，常常忽略身边人的存在，他们在道德观、伦理观和人生价值观上都有自己的原则且表现固执。

那么，强迫型人格障碍的诊断标准是什么呢？我们如何才能断定一个人患有强迫型人格障碍呢？

1. 凡事总是需要反复核对后，才能放心；对细节过分在意而忽视全局。

2. 内心深处有严重的不安全感，做事优柔寡断，谨小慎微，疑心较重。

3. 行事需要有完整的计划，并且很早之前就开始做反反复复的计划安排。

4. 做事循规蹈矩，不知变通，对自己要求严格，缺乏人际交往，常因个人工作而忽略体验精神愉悦。

5. 总是要求别人也按照自己的行为方式行事，否则就会觉得非常不痛快。

6. 经常出现一些自己也讨厌的思想和冲动，受其困扰，但尚未达到强迫症的诊断标准。

7. 墨守成规，待人缺少亲和力。

专家认为，以上七项中需要至少符合三项才可确诊为强迫型人格障碍。

🖤 强迫型人格障碍的形成原因

1. 家庭因素。强迫型人格障碍通常在幼年时期就已初现端倪，这与家庭的教育环境和生活经历有着直接的关系。比如案例一中的张某，他的家庭环境看似和谐、宽松，实际上张某却生活得并不轻松，比如他身为老大，自然有着不容推辞的"懂事"的责任，不仅要学习好，还要处处为家人着想，加上父母经常在他耳边提出一些要求："不要把表弄丢了，很贵的"、"不要坐沙发，别坐坏了"等，这导致他在精神上过分紧张，加上张某个人的性格因素，最终发展为强迫型人格障碍。

此外，某些家庭过分严厉的管教方式，也很容易造成子女胆小、紧张、小心翼翼的做事方式，生怕做错事遭到父母的责骂和惩罚，因而总是左思右想，优柔寡断，渐渐地形成了紧张、焦虑的情绪反应。或者，父母的生活习惯也会对子女产生一定的影响，譬如，父母中的一方从事医疗行业，他们会经常教育子女勤洗手、勤换外套、不许穿外面的鞋子进屋、不许别的小朋友乱来家里等等，这都在潜移默化地影响孩子，严重时还导致孩子从小就有"洁癖"。

2. 性格因素。性格内向、追求完美主义、要强等个性特征，也是强迫型人格障碍衍生的温床。

3. 童年创伤。如果幼年时期经历过严重挫折和刺激，加上持续的精神压力，也很容易出现强迫型人格。

4. 遗传因素。也有研究发现，如果家族中有强迫型人格障碍患者，其亲属患强迫型人格障碍的概率就要比普通家庭高很多。

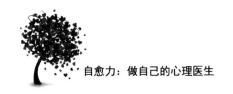

🖤 强迫型人格障碍的自我修复

目前被肯定的强迫型人格障碍的治疗方法有两种，一种是心理治疗，一种是药物治疗。有些时候，即便是药物治疗也要结合心理治疗，双管齐下。

心理治疗在人格障碍的治疗中是比较普遍的一种方式，也是我们这里将要做重点介绍的一种疗法，它主要包括认知疗法和行为疗法两种。其中，在行为疗法中有听之任之疗法和当头棒喝法两种。

1. 认知疗法

认知疗法主要是为了减轻或消除患者的症状，因为强迫型人格障碍的患者在智力和生理等方面都已经成熟，但在心理情绪上却依旧略显稚嫩，常常太过理性化，过度压抑情绪，一旦被压抑的情绪冲破心理防线，恐惧感就会占据上风。

在案例一中，心理医生给张某的建议也就是基于这一点提出的，患者需要对自己的情况有十分具体的了解，并且充分接纳，在此基础上才能顺利实施改善措施。我们可以采用该案例中的治疗方法，比如，患者及其家人需要意识到病情并非在短时间内形成的，而是长期的心理压力造成的结果，包括家庭环境的隐形压力以及患者本人的内向个性，所以，治疗的着重点就可以集中在这两方面。

此外，患者还需要详细记录自己在日常生活中出现的强迫观念，并适时作出评价，用修正的方式列出比较合理的观念，以便让自己从某些不合理的思想观念中解脱出来，渐渐改变强迫型思维模式和绝对完美主义的心态，达到完善人格的目的，进而增强自尊心和自信心，及时有效地克服病症。

2. 听之任之的行为疗法

在认知疗法的基础之上，患者要学会化解冲突，不要过分压制自己，以减轻和放松精神和心理压力。专家认为，最为有效的方式当数听之任之的顺其自然法。即患者在强迫意念产生时，不要过分压制和强迫自己，该怎么做就怎么做，做完之后也不要再去回想，更不要对其做任何评价，让那些强迫型意念自生自灭。

首先，患者要认清精神活动的规律，并接受自己可能会出现的各种各样的想法和意念。要想做到这一点，患者就要摒弃完美主义心态，相信"人无完人，金无足赤"，宇宙间根本不存在绝对完美的事物，过分追求只能自寻苦恼；同时，还要意识到每个人都有私欲、邪念、妒忌和狭隘之心，这是不可避免的，也是人类精神活动的一大规律。这是一个人很难凭借其理智和意志避免的，但该不该去做一些违背理智的事情，却是一个人自己可以决定的。

其次，患者尝试暗示自己"顺其自然""听之任之""自生自灭"等标志性词语。当强迫观念出现时，不要过分紧张，或急于去"扑灭"它们，譬如说，当你意识到大门没有锁好，那就让它没锁好吧；当你发现书本没有摆放整齐时，那就随便怎么放，只要不掉下来，和你又有什么关系呢？

所以，不要给自己下那么多的死命令，很多事情大可不必如此讲究细枝末节，当你发现自己有一天不再去研究那些细节时，你会感受到另一种发自内心的愉悦和轻松。这是因为，当你不再刻意对抗而采取接受的态度时，便能够淡化强迫症状的主观感受，并且还会因为这种不再排斥的感觉而逐渐令自己的注意力不再围绕着它们打转。久而久之，病情就会得以缓解，直至消失。

最后，患者必须要学会忍受痛苦。对症状采取顺应的态度，并不意味着患者就可以为所欲为，而是要坚持做一些有意义的事情，帮助自己建立自信和勇气。一般而言，心理疗法不可能使症状立即就消失不见，还需要一个过程，在症状依旧存在的情况下，即便觉得很痛苦也要坚持下去，如何使得这个过程

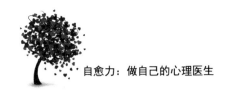

不那么痛苦？最好的办法还是转移注意力，做一些能够促使积极情绪产生的事情，或者是能够很快见到成效的事，帮助树立自信。

3. 当头棒喝行为疗法

心理学家认为，强迫型人格障碍患者一般都把自身行动的主导权转交给了"规矩和习惯"，而封锁了本有的活跃因子，让"规矩和习惯"代替了自由思想而主宰个人行为。当头棒喝行为疗法是一种借用禅宗里的"德山棒，临济喝"的说法：德山用大棒呵斥学生，让那些执迷不悟的学生幡然醒悟；临济用模棱两可的问题吸引学生，当学生犹豫不决时，他就大喝一声警示学生。

禅宗认为，那些弟子之所以会执迷不悟，正是因为他们都太依赖大脑中的呆板教条。也就是说，当一个人过分地执着于经典和规矩时，就会在复杂多变的现实生活和问题面前感到无所适从。而强迫型人格障碍患者就习惯于按照教条和规矩做事，计划性很强。因此，要想改变这种状况，最好是在生活中寻找独特的事件，让这些独具特色的事情改变以往陈旧的观念和思想，带来新的看待和解决问题的方法和思路，即让这些独具特色的事件起到"当头棒喝"的作用。

同时，患者自己也可以在平时给自己制造"当头棒喝"，比如，在感觉到某些行为不受控制时，要对自己大声喊出"停"或"不"的警告。这样一来，思维和行为便会遭到扰乱；假如凡事总是亲力亲为才放心，迟疑着要不要交由他人处理，此时，不妨立即告诫自己"果断决定，当断则断"。在某一个瞬间迅速做出决断，此后就不要再去考虑这件事了。

假如患者感觉自己的力量不足，还可以要求家人帮助自己，在必要的时候给出"当头棒喝"。

第三节 矫正依赖型人格

春节过后，很多人都纷纷踏上了离乡之路，短暂的相聚之后，随之而来又是长达一年的分离。这种现象现在十分普遍，但在许某的眼中，这又是一场"痛哭流涕，生不如死"的离别。

许某是一位长相俊俏的年轻姑娘，从小就没离开过家，大学也是在离家最近的一所大学读完的。大学期间，她也要天天回家。而毕业之后，许某开始了朝九晚五的工作生活，她很不适应与家人分离的生活，尤其是春节过后，她便死活都不愿去单位，朋友以为她是在单位遇到了麻烦事，但一问才得知，她是舍不得家人。所以，她几乎每次都要大哭一场，才能恋恋不舍地返回单位上班。

后来，许某交了男朋友，她开始要求男友天天陪自己，假如男友有事不能奉陪时，她总是要哭闹一番，痛苦得像是再也不能见面了。刚开始时，男友觉得许某小鸟依人，但时间长了，他发现许某太依赖自己了，一天不见面就要死要活地哭闹，见面了也没发现她怎么样，反正她就是需要时时刻刻有人陪，买一件衣服或者去超市买个零食，都要男友为她做决定。结果，男友提出了分手。许某怎么忍受得了这般打击，没有了男友，她开始像掉了魂一样，天天待在家里足不出户，工作也辞了，父母整天在家看着她，生怕许某想不开。

一个偶然的机会，许某结识了一位贾姓男子，但该男子已有家庭。许某自知不该做第三者，但因为贾某说过："你对我比我老婆对我都好。"这句话让许某做出了一个大胆的决定，因为她从来没有被这样肯定过，贾某让她感受到了一种强烈的、被依赖的感觉，而一直以来都是她在依赖别人。所以，她决定和贾某在一起，不管今后有没有未来。许某承认，自己需要一个引导者为自己引导方向，而贾某就扮演了这样一个角色，在她需要时总是不厌其烦地陪着

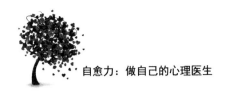

她，及时地安抚了她不安和落寞的情绪。

几年之后，贾某和原配离婚，但他也不想立即和许某结婚。许某曾经一直心甘情愿地以"第三者"的身份陪着贾某，现在他离婚了，她如果要求贾某给她一个名分，再正常不过了，但许某没有。随着年龄的增长和阅历的累积，许某不再是当年的那个爱哭爱闹的小女孩了，而是变得理智和成熟，所以，她依旧选择安静地待在贾某的身边，一年后还生下了一个可爱的男孩。

三年之后，贾某终于提出了结婚，他说："你对我这么好，让我重新相信了爱情，相信了婚姻。"这句话是许某求之不得的，更是给了她极大的鼓励和肯定。她觉得自己为之付出一切都是值得的。婚后的生活很美满，许某做起了全职太太，一心一意地相夫教子。

但美满的生活却随着儿子一天天长大而消失，读初中的儿子开始反抗许某的管束，甚至开始有意疏离父母。许某意识到她再也不可能像从前那样天天抱着儿子了，于是万分悲痛，有几次和儿子发生争执，儿子摔门而出，丈夫也顺口数落了她，许某一下子感到万念俱灰，动起了自杀的念头，好在被发现得早，没有生命危险。

此后，许某一直沉浸在悲伤之中，难以自拔。丈夫看在眼里，急在心里，为此他也像以前那样鼓励许某，但并不管用。后来，朋友建议贾某，让他带许某去看看心理医生，说不定有用。于是，在贾某的鼓励下，许某走进了心理诊所，开始接受心理医生的治疗。

心理医生根据许某自己及其家人的描述作出诊断，认为许某一直都有依赖型人格障碍，她的生活重心一直都不是自己，而是身边的人，这是典型的依赖型人格特质。她极度渴望被照顾和关爱，害怕分离，但又因为求之不得或缺乏自信，不敢再去主动表现出过度的依赖行为，反而转变为另外一种形式，即特别乐于去照顾和关爱他人、体贴他人，从中寻求肯定和被依赖、被需要的感觉。许某长期依赖丈夫和儿子，导致其生活已经完全离不开他们，所以在儿子对自己表现出疏离时，她会觉得自信心遭受打击，产生极度痛苦之感。

通过一次次的交谈，许某已经意识到了自身"依赖型人格特质"的表现，并接受了心理医生的建议；而其家人也开始慢慢转变态度，接受建议，给予许某持续的肯定，为许某的治疗提供了很好的环境。不久，许某向心理医生反馈，说自己的情况已经明显好转。

〜〜〜〜〜〜〜〜〜〜〜〜〜〜〜〜〜〜〜〜〜〜〜〜〜〜〜〜〜〜

王某的情况与许某有些类似，她已经29岁了，但始终对婚姻有恐惧感。和她相恋五年的未婚夫就是因为她一再拖延婚期，甚至在结婚前一天临阵脱逃的行为而提出分手。但是，王某根本不肯接受分手，她认为自己还是很爱男友的，就是害怕结婚而已，所以没有必要一定要分手。

因此，王某在男友提出分手后还不断地发送短信、打电话挽留他，甚至天天去男友公司楼下等他下班。母亲见状，又是心疼又是愤恨，一气之下，她决定将女儿关在家里，天天给她做思想工作。直到后来，王某的前男友通过相亲结识了另外一个女孩，并迅速结婚，王某这才死心，但依旧悲痛万分，迟迟不肯谈恋爱，更不愿结婚。

无奈之下，父母领着女儿去看了心理医生。在谈话中，心理医生注意到了一个细节，那就是王某对婚姻的恐惧感已经远远超出了正常离异的人，而奇怪的是，她并没有婚史，为何对婚姻如此排斥呢？细问之下才得知，原来王某的父母在多年前因为性格不合而离婚，在王某很小的时候，他们就一直争吵不断，当着王某的面批评对方，还要求王某表态：到底是爸爸对，还是妈妈对。王某无法表态，更不敢和父母中的任何一方过分接近，担心让另一

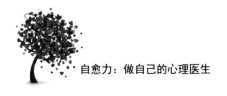

方不满。

因而，王某很难与父母建立亲密关系，他们甚至还一度将在一旁哭泣的王某丢下不管。王某回忆说："有一次，我深夜饿着肚子摸黑去找爸爸，路上还遇到了坏人，好在邻居大伯及时出现，才把我领回家。我很希望他们好好地在一起，但也许一辈子都不可能了，婚姻就是这么可怕。"

由此，心理医生告诉王某的母亲，根据王某的表现，王某属于依赖型人格障碍，并且是因父母婚姻的破裂而产生了心理压抑，长期的心理压抑导致她缺乏安全感，内心孤独；而成年后和前男友的相恋，不失时机地给予了她一直欠缺的安全感，因而她才开始极度依赖前男友，她把自己对父母的依恋关系投射到男友身上。

可以说，王某的前男友在生活中不仅扮演着恋人的角色，其中更多的还是她潜意识中的父母的角色。但这种情况在恋爱期间，王某是享受的，而在提到结婚的问题时，已经对婚姻产生恐惧心理的王某就十分担心婚后自己会失去那种稳定的情感关系。男友离开时，她才发觉自己失去了精神依靠，体验到被父母抛弃的感觉，难以割舍。像这种情况，即便王某重新恋爱，依旧还是会对另外一半极度依恋。

❤ 依赖型人格障碍及其诊断标准

依赖型人格障碍患者需要一座靠山，时刻能够得到别人的关怀和温情，只要如此，他们往往宁愿放弃自己的个人兴趣，乃至改变自己的人生观。这样一来，他们便会变得越来越软弱，缺乏自主性和创造性，处处委曲求全，导致其越来越压抑，久而久之也就失去了自己的个人追求。案例一中的许某就是很典型的例子，她由最初对父母的依赖，转而开始对男友依赖，期望获得关怀和照顾，但遭到男友抛弃后，她开始转变为另外一种形式的依赖，即用自己的付出去赢得想要的关注，从中享受被需要和被依赖的成就感。

专家分析，依赖型人格障碍的患者在日常生活中不能对自己的事情做出果断决定，依赖于他人给予指引，甚至无条件接受对方的所有意见和建议，听从对方为自己安排的一切，包括人生规划、职业方向等重大决定。这种过度依赖导致他们不敢独处或者在独处时感到无助和恐惧，生怕被抛弃，在遭到批评和忽略时极度敏感，受伤很深。即便很多时候他们也知道不是自己的错，依旧笑着迎合，为此常常去做违背自身意愿的事情，甚至失去自尊。

那么，依赖型人格障碍要符合哪些标准才能确诊呢？专家根据临床经验总结出以下几个要点，至少符合其中的三项，才可确诊：

1. 当自己与亲人的亲密关系结束时，比如离家外出或家人外出、和恋人分开等，感到极度无助和被毁灭的心理感受。

2. 总是依赖他人为自己的生活做决定，假如没有他人的大量劝告或保证，便很难做出选择。

3. 将决定权交给所依赖的人，这样就不用因选择失误而承担责任了。

4. 将自己的需求依附于所依赖的人，过度服从对方的意志。

5. 时常感到无助，尤其是在独处时更有孤寂感，感到自己无能，缺乏精力。

6. 不愿对所依恋的人提出要求，包括一些合理的要求。

7. 很难对他人的意见提出反对意见，担心失去支持和关注。

❤ 依赖型人格障碍的形成原因

现实生活中，或许每个人都有不同程度的依赖，对身边的人适当的依赖其实是维系感情的良好动机，如果失去了来自别人的关心和照顾，人生似乎就

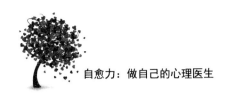

不太完整了。所以，正常的依赖应该是适度的，而病态的依赖就是过度的了。因而，在区别正常的依赖和病态的依赖的过程中，我们很有必要了解病态依赖的形成原因，只有找到这些原因，才能进一步对病态依赖采取矫正措施，不让它扰乱正常生活。

第一，依赖型人格障碍发源于幼年。儿童在幼年时期如果过度依赖父母，会形成依赖型人格，在他们的印象中，父母是保护神，一切事情离开了他们就进行不下去。再加上父母的过分宠爱，事事都帮孩子安排好，任由孩子依赖自己，不给他们独立长大的机会，久而久之，在孩子的心目中就产生了对父母或权威的依赖性。

儿童时期的过分依赖，严重影响到成长过程中的个性发展和形成，乃至成年之后依旧难以自主，缺乏自信心，总是要依靠身边的人为自己做决定。这种情况在女孩的身上比较多见，家长对女儿讲究"富养"，总是处处周到，包办一切，女儿的依赖心理在童年时期产生，青少年时期成形，在成年之后已然定性，导致依赖型人格障碍的形成。

天津市少工委曾经对 1500 名小学生进行调查，发现其中有 51.9% 的学生都依靠家长长期为其打理学习和生活用品；有 74.4% 的学生在生活和学习中，一旦离开父母就失去了方向，变得茫然无措；仅有 13.4% 的学生能够自己处理简单的家务，自己安排学习和生活计划。

法国心理治疗师皮纳发现，那些不愿自己做决定的人其实都是在等着别人给他们做决定。也就是说，这些依赖心理较强的人之所以不愿自己做决定，正是因为在他们的身边有着一群时刻会帮助其做决定的人，这就成了依赖心理养成的重要后盾。如果家长们不注意加强训练子女的独立意识，将会造成不堪设想的后果。

第二，依赖型人格障碍患者本身也有十分明显的个性特征。

1. 没有独立性。由于缺乏独立性，因而患者时常会感觉很无助，在独处时感到没有精神，有被遗弃的心理感受，过分顺从他人而阻断自我追求。

2. 缺乏自主性。我们每个人都有自己的爱好和追求，有自己的价值观和原则，但依赖型人格障碍患者常常意识不到这方面的需求，或者即使自己有这方面的意识，也会因刻意迁就他人而果断放弃，认为只要自己能够得到对方的照顾和关怀，牺牲这些并不足惜。

3. 逃避现实。亲密关系的终结会促使这类人对自己产生怀疑，对亲近和归属感的过分追求导致其失去理性，往往不切实际地将自己置于毁灭的境地。这类人认识不到现实，不能客观分析事件和正确看待人与人之间的远近亲疏。

4. 总是委曲求全。依赖型人格障碍的人常常有一种"自我牺牲"精神，他们自认为只要自己做出妥协，就能换来对方的关注和照顾，实际上却忽略了自己内心深处的压抑感。这种压抑感令其依赖性加重，全身心地依赖于他人。

5. 追求完美。心理学家认为，那些自己做不了决定的人通常都有一种不现实的完美主义追求，试图掌控所有因素，但因自身缺乏足够的自信，所以很担心在某些细节上出现差错，让身边的人不满意。

依赖型人格障碍的自我修复

第一，针对患者发病的家庭因素，矫正依赖型人格障碍应该先从生活环境入手。这就要求家长如果发现自己的孩子有依赖倾向，要及时警觉，逐步改变孩子的成长环境，包括改变自己的教育方式和态度等。比如多让孩子独立去完成一些力所能及的事情，交代一些难度不大的任务，令其自行完成等，以便

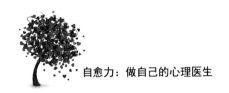

培养起独立做事的意识，必要时可以给予一定的奖励。此外，在做关于学习计划等与孩子相关的决定时，成年人最好征求一下孩子的意见，一些比较合理的建议要尽量采纳，这些都有助于鼓励孩子自己做决定的勇气。

第二，对于已经成形了的依赖型人格障碍患者，要积极做矫正训练。 心理学家提出的治疗依赖型人格障碍的方法主要有两种，一种是习惯矫正法，一种是自信重建法。

1. 习惯矫正法

具有依赖型人格障碍的患者一般都有既定的依赖行为，所以，矫正的关键就是要打破这些不良的依赖习惯。患者要认清自己的依赖行为，并客观分析哪些事情是自己可以做到，却总是要依赖他人的。

患者在展开自我矫正训练的当天，就应该做好记录，认真把自己每天所做的力所能及的事情依次写下来。一个星期之后，再把这些事情按照自主意识由强到弱排列出来，并分为三个等级，比如，周一这一天出现的事情，有哪些是属于自主意识较强的事情，哪些是自主意识中等的事情，哪些又是自主意识较弱的事情，分别列出来；周二这一天出现的事情，又有哪些是自主意识较强的事情……这样把一周内的每一天都做简单的划分，周末做一个小结。

下一步，患者要针对自主意识较强的事情做出自己的选择。譬如，周一要穿什么鞋子去上班，穿什么颜色的外套等，这些大可不必征求别人的意见，只要自己觉得好的，自己觉得开心的就可以。训练期间千万不能因为别人的闲言碎语或要求而中止自己的选择，坚持下去，你便会发现：自己做选择的感觉非常好，并且你也会以此为突破口，渐渐在其他事情上有自己的观点。

接下来，对那些自主意识中等的事件，患者可以将自己的意见加入进去。譬如，当某个计划由他人做出决定之后，你发觉自己并不完全认可，此时可以大胆地提出自己的意见，说明不赞同的原因，或者是提出改进的建议。这样一来，在实施的过程中，你既采纳了对方的观点，其中也不乏自己的意见，最后随着自己的观点逐渐增多，你就可以渐渐地由之前完全听从他人安排，转变为自己做决定了。

另外，对于那些自主意识比较弱的事情，患者可以在不改变、不拒绝别人的要求的前提下，做出具有个人特色的行为来。譬如，你的朋友过生日，她曾经提出想要一个特别的礼物，在这种情况下，你完全有空间行使自己的决断权——这份特别的礼物你可以在考虑到对方的喜好的前提下，自己做选择。

再如，对方明确指出想要一束红玫瑰，此时你若直接送一束玫瑰给对方，实在有按照对方意愿办事的倾向。但是，下一次你可以不用对方要求，而自己主动去买一束红玫瑰奉上，此外，还可以提议一起去公园游玩或去餐厅享受烛光晚餐等。久而久之，你就会觉得自己已经很享受这个过程了，因为你已经从这类事情中体验到自我创造的愉悦感，事情的本质已经发生了转变。

以上习惯矫正法需要患者的坚持，依赖行为也不是一朝一夕就可以改正的，但可以在一点一滴的小事情中积累成效。患者千万不要小瞧了这些小事，因为如果患者一不小心回到了依赖轨道上，便会使之前的努力功亏一篑，所以，最好是找一个值得信赖的监督者来监督自己。

2. 自信重建法

依赖习惯的彻底矫正还需要从根本上入手，即患者需要找回自信心，从根源上破除依赖习惯。自信重建法可以从两个方面实施，一方面是排除幼年经历的消极影响，另一方面是找到独立自主的勇气。

童年的经历是造成依赖型人格的重要因素，患者要正确看待在童年时期出现的对自己产生负面影响的评价，比如，母亲曾经说："你怎么这么笨，做

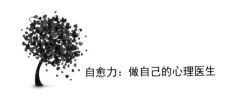

事磨磨蹭蹭的。"父亲甚至也说过："快别洗了，让你妈帮你洗，你洗不干净！"其他的亲戚可能也有类似的评价："你还小，只要专心读书，将来考一个好大学就可以了，别的事情尽管交给我们！"诸如此类的话语，虽然出发点是好的，但对你已经造成了很不好的影响，导致你除了读书之外，对其他一切事务都失去了参与和实践的机会。

现在，你应该意识到它们对你的作用了，然后把它们分别写下来，整理好后再逐条分析，并逐一重建认知，必要的时候还可以将这些话转告你的父母和亲戚，让他们允许或监督你从现在起做一些力所能及的事情，而不要总是拿那些话去指责和阻止你，用鼓励性的话给你勇气和自信心。

依赖型人格障碍患者对自己做决定是带有一种恐惧心理的，生怕做错了，失去对方的肯定等。实际上，每个人都有自己的能力范围，更有自主做选择的权利，只是你将这种能利放弃了而已，况且你都还没有尝试着自己去做呢，怎么就断定了结果呢？

所以，现在起就赋予自己勇气，大胆地去尝试一些新鲜事物，比如，你可以自己做决定去周边的公园或娱乐场所放松一天，当做给自己放假，也可以试着在某一天里不要去依赖任何人，自己去做一切决定等。通过这些训练，相信久而久之，你独立行事的勇气便会有所增强了，并渐渐不再事事都要依赖他人，最终克服依赖型人格障碍。

第四节　矫正回避型人格

汪强从小就不大爱说话，去年大学毕业，但是最近，已经工作一年的他总是被老总批评。其实，汪强在公司的表现是很不错的，因为他工作不到一年的时间就被升职为部门经理，同事和老总还是很看好这位年轻的小伙子的。只是，升为部门经理之后，汪强开始忧心忡忡了，每天的工作量并不大，但他却总是让自己绷紧神经。

一天下来别的同事都是笑嘻嘻地下班了，而汪强却天天愁眉不展，下班时间到了，还不愿离开办公室，有时候甚至累得趴在电脑桌上睡好几个小时。如果汪强如此努力换来的是极高的工作效率，老总肯定不会说什么，可事实并非如此，他经常不能在下班时间完成工作，在召开例会时也时常走神。为此，领导不止一次地批评他。

一段时间之后，汪强深感体力不支，晚上睡不着觉，早晨起不来，上班后神经紧绷，有时候甚至紧张得不能工作。他也考虑过辞职，休息一段时间，但又觉得现在取得的一切很难得，不想就这么放弃。

后来，汪强把这种情况和最好的朋友说了，在朋友的建议与支持下，汪强找到了心理医生。在心理医生的指引下，汪强回忆了自己以往的经历。

原来，在汪强读小学二年级那年，汪强和伙伴们做游戏，但由于不小心，他从高处摔了下来，四仰八叉的样子让他感到很尴尬，恨不得当场就钻进地缝里去，而且当时有很多同学在场，大家都笑得前仰后合，这给他留下了很深的印象。那次之后，汪强就再也不敢和伙伴们玩游戏了，每次都是自己悄悄地躲在一边，性格也变得越来越内向，不爱与人接触。

更重要的是，他从那次之后就非常在意一些细节，比如昨天的红领巾打歪了，被某个同学嘲笑了；今天的鞋带散了，被同桌踩到了；衣服的后襟卷了等等，每次都十分紧张和不安。高考那年，汪强产生了放弃高考的念头，原因是怕自己考不上大学，后来在老师和家长的鼓励下，汪强勉强参加了高考，但

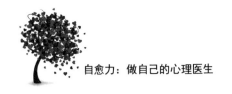

依旧觉得自己考不上。

结果，成绩出来之后，汪强的成绩很不错，并被成功录取。大学期间，汪强的症状并没有缓解，和同学、老师的交流还是非常少，不敢在人多的地方出现，时常会有紧张感和焦虑感。大学毕业后，汪强就找到了现在的这份工作，并由最初的一个小职员升为部门经理。

经过几次交谈，心理医生认为汪强符合人格障碍的诊断标准，并确诊其为回避型人格障碍患者。汪强这才了解到自己一直都有回避型人格，他开始积极配合治疗，按照心理医生的建议坚持做自我矫正训练，症状才渐渐得以缓解。

～～～～～～～～～～～～～～～～～～～～～～～～～～

石某现年 39 岁，却一直待业在家，他年过七旬的老父老母实在很着急，一方面 39 岁的儿子至今没有成家，另一方面是因为儿子已经在家闲了三年，始终不愿意找工作，这让这个家的经济状况变得更加窘迫。无奈之下，父母竭力说服儿子寻求心理医生的帮助。

石某的父母认为儿子是患上了"工作冷漠症"，但心理医生经过了解后认为石某患的是回避型人格障碍。

原来，石某自小性格内向，但学习一直很好，大学毕业后很快就找到了一份很不错的工作，年薪很高。两年后，石某因为不满长年受人管制而辞职了。之后很长一段时间都没有找到适合自己的工作，然后就索性待在家里玩起游戏。

后来，父亲托人给石某找到了一份比较清闲的工作，但石某又以"要按时上下班，还要经常上夜班，收入不高还不自由"为理由再次辞职在家。随后，石某待业在家接近一年，父母看不过，就又给他介绍了一份保险公司的工作，结果，石某又找了很多借口辞职了。

近期，石某开始迷恋上了网络炒股，但情况并不乐观，据说还欠下了一笔数目不小的债。

石某承认，自己始终不愿工作的主要原因还是因为找不到薪资高的工作，因为第一次工作的薪资是非常高的，只是因为被人管着才辞职。他后来就一心想找一份薪资高，工作轻松，还不受人管的清闲工作，但始终没有令自己满意的。

心理医生分析，认为石某其实是因为首次工作的年薪过高，导致他在之后的择业过程中胃口变得过"刁"，还要求工作轻松，这样的工作确实比较难找，再加上多次尝试失败，石某干脆放弃，并再也不愿做尝试。表面看来，石某的交际圈很封闭，社会功能出现了退化的迹象，并且缺乏社会责任感，但实质上是心智发育不成熟的表现。这就需要石某自身有敢于面对现实的勇气，培养社会责任感，而其父母也不能一味纵容。

此外，石某对工作的厌烦确实有"工作冷漠症"的倾向，而实际上还是因为回避型人格障碍。现实与期望之间的巨大落差在正常人看来，即便一时接受不了，也依旧在承受范围之内，事后还是会积极努力工作，而不会出现"工作冷漠症"的表现。但石某却在受挫后选择逃避，这一点是回避型人格障碍的典型表现。

回避型人格障碍及其诊断标准

回避型人格障碍也称为焦虑型人格障碍，患者往往会出现典型的回避行为，尤其是回避社交，在人多的场合总是担心被耻笑，自感无助和无能，怯懦、胆小，表现为过分焦虑和担忧，生怕在社交场合遭到拒绝或批评。以上案例一中的汪强就是十分典型的例子，而案例二中的石某在受挫后选择回避，也被专家视为回避型人格障碍的表现。那么，究竟这类人格障碍需要符合哪些条件方可确诊呢？

1.社会行为或功能退化，对一些需要有人际交往的社会活动或工作总是

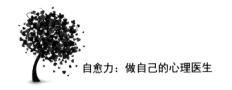

回避或干脆退出。

2. 身边除了亲人之外，没有或只有一个好朋友或知己。

3. 别人的批评或否定意见很容易产生重大杀伤力，会因此而受到伤害。

4. 自卑，在某些公共社交场合，总是担心被嘲笑或因为过分担忧出错而时时紧张不安，进而不与他人多说话或交流。

5. 羞涩敏感，害怕露出丑态。

6. 过于放大生活中的正常挫折，夸大潜在的困境和危险，进而回避一切不安全的事情和活动。

在以上六项标准中，需要至少符合三项，才可确诊为回避型人格障碍。

♥ 回避型人格障碍的形成原因

回避型人格障碍的最大特征就是社会功能退化，行为减少，心里自卑感强，面对挑战多采取回避的态度。引发这类人格障碍的病因一般有生物学因素、家庭环境因素以及个体的自卑心理因素。

1. 生物学因素。具有回避型人格障碍的个体往往在出生时就呈现出了一种难以抚慰的脾气或人格特征。即人的气质在出生时就已经有了初步的分化性特征，个性也在此基础上形成，譬如一个人自小就比较内向，不善言谈，害羞，这些特质就成了回避型人格障碍的潜质，说明这个人很容易在今后的生活中出现回避型人格障碍。此外，那些对社会中的负面情绪刺激表现出高度敏感的儿童，也很容易患上回避型人格障碍。

2. 家庭环境因素。父母如果传递给孩子的是一种嫌弃，甚至是厌恶之感，或者是孩子认为自己的父母对自己不满或厌恶，就很容易产生罪恶感。研究发现，患有回避型人格障碍的人通常都有类似的看法。

3. **自卑心理因素**。研究已经证实，回避型人格障碍的根源是个体的自卑心理，也是这种人格障碍形成的最主要原因。自卑源自幼年时期，孩子会因为无能而产生不能胜任和异常痛苦的心理感受，其中也包括因生理缺陷或心理缺陷而出现的自轻意识。比如身体不健全或智力发育不健全、记忆力或性格等方面存在问题等，都会导致孩子自认为在某些方面不如其他人的看法。当然，也不排除很多人是在成年之后遭遇类似境况，这也同样会导致回避型人格障碍。

心理学家认为，一个人自卑感的形成主要有以下几个方面的原因：

一是过分消极的自我暗示。生活中，我们每个人都要面临一些不同的或全新的处境，这个时候绝大多数人都会首先做一番自我衡量或自我评估，看看自己是否有足够的能力去应对。于是，有的人就因为对自己的认识不足或欠缺自信心，而认为自己"不行"，这个消极的暗示导致原本就不强大的自信心再度受挫，紧张感增加，心理负担也增加了，最后的结果势必就不尽如人意，而这种不佳的结果又会反过来进一步暗示他们："不行，看来是真的不行。"如此恶性循环，自卑心理便逐渐增强了。

二是对自己的过分低估。一个人对自己的评价往往并不仅仅是自我的评估，更多的还是要结合他人对自己的评价，尤其是那些说话比较具有权威性的人的评价。而一旦他们给出的都是比较低的评价时，往往就会影响到我们的自我评价，甚至过分地低估自己。这种情况在性格内向的人们身上要更加常见，他们习惯于接受他人的低评价，而对高评价视而不见，也常常用自己的短处与他人的长处较量，结果只能越来越自卑。

三是失败和挫折的影响。我们知道，生理和心理上的缺陷很容易使人陷入自卑，除此之外还有家庭出身、经济条件或工作性质等，都会给人们带来不同程度的自卑感。有的人面对这些会一笑而过，然后继续奋斗，这些不但没有

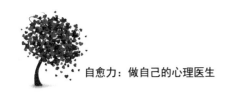
使其自卑，反而给了他们努力的动力；但对于有的人来说，即便是十分轻微的挫折和失败都是重大打击，致使其变得消沉和自卑，而这种自卑感如果没有得到及时、妥善的处理，久而久之就会变成其人格的一部分，表现在行为上就是遇事退缩不前，甚至直接回避，最终形成回避型人格障碍。研究发现，这类人其实是由于神经过程的感受性高而耐受性低，即对挫折的感应比一般人要强烈。

💚 回避型人格障碍的自我修复

了解了回避型人格障碍的形成原因，或许我们就有了诊治的重点和方向。心理学家认为，回避型人格障碍的诊治应当从自卑感的消除和交际障碍的克服这两点出发，在患者逐渐消除自卑感、提升自信心的同时，结合人际交流的逐渐加强，双管齐下，共同作用，最终达到消除症状的目的。

1. 自卑感的消除

首先，要全面客观地认识和评价自己。我们已经知道，自卑心理的产生多半是对自己的评价过低，因此，患者需要全面地了解和评价自己，重新认识自我并提高自我评价。在日常生活中，患者要重建认知，对自己多做正面评价，善于发现自己的优点，缺点既然不可避免，但也不要拿它们去和别人的优点相比较。人无完人，缺点人人都有，并非你一个人。

其次，心理学家研究发现，有自卑感的人往往比较谦虚，会体谅人，很少与人争夺名利，做事谨慎，为人也随和易处，这些其实都是自卑者的优点，只不过一直都未被发掘。但心理学家指出，这些优点并不是让自卑者继续保持自卑，而是要挖掘出一直被隐藏的优点，进而自信起来，不要总是觉得自卑者一无是处。因而，从现在起，全面认识自我，为自己做一个客观、全面的评价，提高自信心，相信你也是很棒的。

最后，做好积极的心理暗示。心理暗示的力量是非常大的，积极的心理暗示能够使人产生巨大的心理正能量，提高自信。所以，患者一旦感到自卑、信心不足时，不妨给自己一些积极的心理暗示，比如"我肯定可以！"、"我也是正常人，别人能做的事情，为什么我就做不好？"等，然后再勇敢尝试，就已经成功了一半。可见，自卑心的消除还需要当事人不要在行动之前给自己过多的失败提示，而是多些鼓励，充分激发被压抑的自信心。

2. 交际障碍的克服

回避型人格障碍的人往往都有不同程度的人际交往障碍，比如与人交谈时害羞，不善言谈，害怕在众人面前露出丑态等。专家建议，患者需要制定克服人际交往障碍的交友计划并严格按照计划执行，逐步消除并最终克服交际障碍。这项交友计划可以先从简单的起始阶段开始，患者可以根据自身状况逐次加大难度。交友计划举例如下：

第一周：坚持每天与同学、室友、同事、邻居或家人等其中的某一个人聊天 10 分钟。

第二周：像前一周一样，和他们中的某一位继续聊天，并坚持聊 20 分钟，和其中的某一位也可以多聊 10 分钟。

第三周：保持上一周的聊天时间量，这周最好找一个谈得来的朋友，坐下来进行一次不计时的聊天。

第四周：继续保持上一周的聊天时间量，找几个朋友小聚一回，期间可以随意谈心，也可以在周末组织一次外出郊游。

第五周：保持前一周的聊天时间量，积极参加一些讨论会。

第六周：依旧保持前一周的聊天时间量，试着去和陌生人搭话，或者和不太熟悉的人交流。

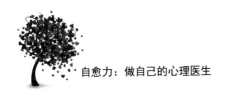
这项交友计划看似不难，但实际操作起来并不容易，所以还是有必要找个监督者，帮忙监督任务有无达标，监督是否有进步等。期间如果觉得枯燥无味，甚至有想放弃的念头，也很正常，但都要设法克服。咬牙渡过难关，后面就变得轻松了，以便保证治疗的效果。

第五节　矫正自恋型人格

邓某是名牌大学的高材生，前几年还考取了北京大学的硕士学位，年轻能干，现在已经是一家外企的部门经理，月薪上万。今年 29 岁的她算是单位里最年轻的管理干部了，作为一名女性，可以说她的事业已经很成功了。邓某生性爽朗，但脾气不好，又非常自信，常常唯我独尊，不能接受任何批评。

她有一个青梅竹马的男友刘某，这个比她小两岁的刘某大学毕业之后一直在一家国企上班，并担任技术干部一职，虽然收入没有邓某高，但工作不累，性格有点内向和被动，对邓某也非常好。但两人最近却常常因为一些生活琐事起纷争。

事实上，他们的问题是在同居之后才开始出现的，虽然整天吵吵闹闹，但双方心里还是有彼此的，结婚的日期也在争争吵吵中定了下来。近期，双方就装修房子的问题一直意见不统一，邓某希望各方面都按照她的意愿做，根本不接受男友的建议，甚至有一次在争吵中邓某还骂刘某没有眼光、没有主见、窝囊等十分不入耳的话。

刘某毕竟是男人，开始时他一直忍让，直到后来邓某"啪"一个巴掌抢在刘某的脸上。至此，双方感情破裂，原定的婚期也被取消了。邓某虽然有点后悔，但也不愿低声下气地道歉，眼看已经年近30，邓某心里其实也不是滋味。

此后很长一段时间，邓某都非常难受，常常在深夜失眠，白天没有精神，脾气也越来越暴躁，这已经严重影响到了她的工作和生活。这件事被她的一个好姐妹得知了，刚好这位好姐妹的丈夫是位心理医生。在一次比较轻松的聊天过程中，这位心理医生顺便给邓某做了一次心理分析。

他根据邓某的描述以及最近发生的事情分析，邓某性格中的自信程度已经超出了常人，并且唯我独尊，颐使气指，不能接受批评，这是典型的自恋型人格。加上在单位里邓某一直都是管理干部，很多人都得听她的指挥，所以，也有职业病的成分。

正因为如此，才导致邓某变得越来越强势，希望在家庭生活中，另一半也要毫无条件地听从自己的安排，否则就暴跳如雷。如果婚后果真如此，那这种婚姻就是失衡的，阴盛阳衰，男性的压力也会与日俱增。可见，这种自恋型人格障碍对个人婚姻的影响是非常之大的。

邓某在这位心理医生的说服下，决定改一改自己的脾气，并接受了矫正建议。不久之后，邓某主动找到刘某，向他道歉，两人关系也有了缓和。

～～～～～～～～～～～～～～～～～～～～～～～～～～

挪威爆炸枪击案的凶犯安德斯·贝林·布雷维克想必已经被很多人所知，但最令人们记忆深刻的是，这个凶手有着一张自信十足的脸——细长的鼻梁、尖尖的下巴和冷漠深邃的眼神……据了解，布雷维克在这次袭击还未开始之前就已经准备了很多年，他为了给自己一个完美的外表，曾多次进行了整容手术。

挪威的心理学家斯文·托格森认为，布雷维克患有严重的自恋型人格障碍。杀人之后，他的脸上露出的是满满的自豪感，没有一丝愧疚之意。人们从他的

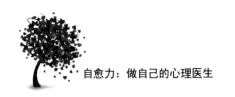

一张普通照片上也可以看出，他的脸上时刻都展现出一种必胜的喜悦，似乎在暗示着他对自己非常满意。

～～～～～～～～～～～～～～～～～～～～～～～～～～～～～

有一位年轻的女硕士娄某，现年26岁，是一名文学专业的研究生，从小学到大学一切都非常顺利，没有经历过什么挫折。大学毕业之后，她被推荐读研，而就在读研期间，她开始觉得很无助，甚至已无心再坚持下去。

原来，就在前不久，她写了一篇论文，这篇凝聚了娄某许多汗水和心思的论文被她自己视为经典，本以为会轰动一时，在文学界产生重大影响。但在论文还未写完时，她的导师就提出了意见，要求其中止写作。娄某可不这么认为，她太有自信了，总以为是导师在嫉贤妒能，担心这篇文章一旦诞生，会掩盖他们的光芒。所以，她坚持继续写作，认为导师在故步自封，自己没有必要陪他们一起，甚至想要用实际的行动去证明自己。

她还坦言，最近和同寝室的女伴也出现了很多矛盾，以前关系很好的姐妹，现在却红了脸。娄某一度认为是同伴在嫉妒自己的才华，担心自己超过了她，所以才想在背后使坏。为此，娄某天天心情低落，晚上也天天失眠。不得已，娄某找到了心理医生，听了她的自述，心理医生认为娄某是患上了自恋型人格障碍，需要及时进行治疗。

❤ 自恋型人格障碍及其诊断标准

自恋型人格障碍的患者多数都有以自我为中心的特征，他们总是过度地重视自己，对他人的评价又过分敏感，别人的赞美之言，他们听后会洋洋得意，但如果是批评的言语，他们就会暴跳如雷。妒忌他人才能，甚至有自己得不到的别人也不能得到的想法。在与人相处的过程中，几乎不会换位思考。

这类人缺乏一定的同情心理，因而人际关系也不好。在很多方面，他们都有不切实际的追求目标，自视甚高，不容他人有一丝一毫的贬低言论。所以，他们常常会遭遇到来自各个方面的挫败。

在以上三个案例中，邓某因为自恋而飞扬跋扈，试图操纵工作和生活中的一切，为此，她失去了青梅竹马的恋人，自己也陷入情感挫折之中；案例二中的凶犯也正是因为自恋型人格障碍，多次整容并对自己过分迷恋，即便是在行凶之后，也依旧流露出自豪的神情；而案例三中的娄某更是自信过头，认为身边的人都在嫉妒自己的才能，导致自己难以继续读研。

日常生活中，人人都有或多或少的自恋倾向，我们常说某人很自恋，但对方并不一定就是自恋型人格障碍。那么，我们要如何确诊这种自恋型人格障碍呢？目前尚无完全一致的诊断标准，但通常只要符合以下项目中的五项，便可确诊为自恋型人格障碍：

1. 过分自大，自信心爆满，对自己的才华赞不绝口，甚至夸大其词，期望引起他人注目。

2. 总是喜欢指示别人为自己做事，为自己服务，完全听从于自己的意见。

3. 渴望拥有持久性的关注与赞美，喜欢被簇拥的感觉。

4. 嫉妒心强，见不得别人超过自己，自己得不到的也不愿让别人得到。

5. 不能接受批评，对批评和否定的第一反应是愤怒、羞愧，甚至感到可耻，但并不一定表露于形色。

6. 十分坚信自己所关注的问题是世上绝无仅有的，认为这通常不会被某些特殊人物所了解。

7. 总是对永久性的成功和权力、荣誉，包括美丽的容貌、理想的爱情等

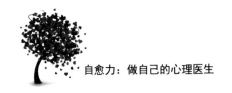

存有不切实际的幻想。

8.十分自信地以为自己理应享受别人没有的待遇或特权。

9.缺乏同情心理，因而建立亲密关系很困难，人际关系也比较糟糕。

❤ 自恋型人格障碍的形成原因

自恋型人格障碍的成因，简单地说应该是与幼年时期的经历有关。现代客体关系理论分析认为，自恋型人格障碍的患者是"以自我为客体"的，也就是一种"你我不分，他我不分"现象。而造成这种现象的根源应当追溯到患者的幼年经历。经典精神分析理论认为，自恋型人格障碍患者无法将自身本能的心理能量投射到外界的某一个客体上，能量不能投射，就只能积聚在自身内部，这就形成了自恋。

幼年时期的经历，譬如父母长期分居，不能在子女身边照顾他们，或者父母关系不好，一方对另一方的态度极其恶劣，也或者是父母的过度溺爱等，这类经历都会促使孩子产生"我爱我自己"的思想意识，认为只有自己爱自己，才更加安全和可靠。

精神分析学家科胡特认为，每一个人在婴幼儿时期都带有自体自大、夸大的倾向，譬如婴儿只要稍稍有不适感，就会放声大哭。在他们极小的时候，是家长怀里的小皇帝、小公主，当他们在父母那里获得满足后，便自觉欢乐；如果不满足，则表现出不满，甚至是暴怒。当然，不满足的情况极少出现，家长将婴儿照顾得很周到。

但当婴儿生活在长期无法获得夸大的自体自恋的满足的环境中，婴儿便会对外在失去希望，大脑就会根据实际情况而放弃这种寄希望于外在的正常的循环回路构成，转而用自体幻想性循环回路去填补这一空缺；而这种幻想会阻碍自体去了解正常的自恋的现实性，超出普通人可以接受的范围，进而形成自己特有的自恋倾向，导致自恋型人格障碍中的夸大个性表现。简单而言，婴儿在这个过程中学会了自我关注，而这种自我关注成为了它们求生的一种本能。

此外，科胡特还认为，家长，即抚养者的情绪、个性如果经常出现问题的话，就会在这期间将自己的自恋失败的愤怒情绪传递给婴儿，内化到婴儿的心理信息系统中去，最终成为婴儿在以后无意识判断人际关系的部分情感基础，这就是有名的"转变的内化作用"观点。长此以往，就会对婴儿成年后的人际情感能力造成直接影响。

还有一种情况是，父母本身就非常自恋，自恋的父母是很难去关注孩子的心理需求的，导致孩子的内心需求被忽视、羞辱，甚至是攻击。那么，孩子就会在内心深处产生极度需要被爱、被关注的渴望。对于这些缺乏关爱的孩子来说，为了赢得关注和认可，就变得比较爱表现、爱表演，并产生表演型特质。

因为缺乏关爱，孩子没有安全感的保障，他们会想办法启动自我保护机制，尝试模仿，并很快发现这一行为能够起到操控父母和其他人的目的，多次实践之后，他们很容易走上模仿表演的道路，最终形成表演型人格障碍，也叫做癔症型人格障碍。

这里我们需要了解的是，癔症型人格障碍和自恋型人格障碍的表现极其相似，两者唯一的不同之处是：前者患者比较外向和热情，而后者的患者则偏于内向和冷漠。

🖤 自恋型人格障碍的自我修复

针对自恋型人格障碍的治疗，有关专家提出了以下两种方式：

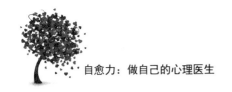

1.解除以自我为中心的思想观念。我们已经知道，自恋型人格障碍的人总有自我中心观念，认为自己是独一无二、不可超越的。在分析了该人格障碍的成因之后，我们看到，很多自恋型人格障碍患者的行为都比较倾向于婴儿化，或者说他们的言行和思想已退回到婴儿时期，自然就不可能适应成年人的世界和生活。所以，自我修复的第一步应该要解除这种以自我为中心的思想观念。

建议患者在充分了解了婴儿行为的前提下，把自己以为的会令人厌烦的个性特征、他人曾经对自己做出的批评都一一罗列出来，最好写在一张纸上，譬如"我希望一直被关注和赞美，但有时候有人批评我时会发脾气"或者"我喜欢被簇拥，像皇帝一样，还可以指示别人去做事，但很多人都不喜欢这一点"等。

接下来，要好好回忆一下小时候的事情，想想自己是如何一步步在父母和亲戚的夸赞下长大的，或者小时候被母亲无微不至地照顾，衣来伸手，饭来张口，自己仿佛就是个美美的小公主或小皇帝；又或者总是想方设法地想要得到父母的关注，常常故意制造事端、调皮捣蛋，以此引起父母的注意……诸如此类的回忆会使你意识到，如今的你其实还在渴望小时候的生活，有童年时期的某些幼稚行为的影子。

意识到这一点之后，就警告自己不能再这样下去了，毕竟今日的你已经成年，小时候肯定不能再回去了，唯一的方式就是改变自己，改变以往的以自我为中心的幼稚行为，认识到：这个世界并不只有一个优秀的我，谁都可以优秀；如果我想要得到关注和赞美，就应该努力工作，用高质量的业绩去证明自己；我会羡慕别人的好东西，但不要妒忌，我也有我自己的好东西；我有手有脚，也不再是小孩子，很多事情要自己做，不要轻易差使别人……

当然，为了保证治疗的效果，最好找一位监督者，你可以给他（她）一个权力，即在你出现自恋行为时，马上命令你停止，而你也不要因此大发雷霆。只有这样，以自我为中心的自恋症状才会慢慢被克服。

2.**学习爱人**。自恋型人格障碍的人缺乏同情心，内心少有对他人的关爱，只有自己，认为自己爱的前提是对方也刚好爱自己，否则是绝对不可能主动去爱人的。所以，从现在起，自恋型人格障碍患者就要学着去接纳和关爱他人。心理学家认为，如果一个人爱是因为被爱，那这种爱就属于"幼儿的爱"；而如果爱是因为需要，则是一种不成熟的爱；而成熟的爱则认为"因为爱，所以才被爱"。由此可见，自恋型人格障碍的爱是"幼儿的爱"，也是不成熟的爱的模式。所以，患者要想矫正自恋型人格障碍，就必须要改变这种爱的形式，学会用成熟的爱去爱别人。

比如，你主动地去关心对方，哪怕就是一句十分简单的招呼或安慰，对方都会觉得感激，甚至由此拉近你们之间的亲密关系；在别人有困难时，你主动伸出双手，对方也会铭记于心，而在你需要帮助时，就会二话不说伸出援手；或者当你的另一半为你削了一个苹果，递给你时，不要认为那是理所应当的，给出你的笑容，并为他（她）做点什么，这样对方会感受到自己的付出没有白费，自然也会一如既往地照顾你……总之，不要等着被爱，而是要主动关爱对方，无论如何，你都会因此而获得爱。

长此以往，坚持训练，自恋型人格障碍的症状便会得以缓解和减轻。

第六章
应激障碍——如何从容面对

　　俗话说"人有旦夕祸福"，人的一生不可能总是一帆风顺，总会有一些难以预料的挫折发生，比如考试落榜、亲人离世、失恋、长期身处逆境，甚至是遭受病魔的袭击等等。人在面对这些挫折时有消极的想法无可厚非，但生活还是要继续下去，挫折不是永恒不变的，最重要的是调整心态，积极地面对生活。本章就针对这些问题，为正在深受困扰的人们提供心理调节的技巧，以达到心理治愈的目的。

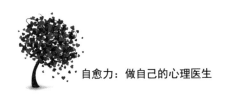

第一节　面对考试落榜

2013 年 3 月 5 日上午 10 点，在郑州市内有一位 26 岁的年轻男子因为不堪忍受痛苦而选择坠楼身亡。他的母亲赵某告诉警方，儿子 7 年前高考落榜，那时就一直精神恍惚，性格变得内向、沉默寡言，其间曾多次因为精神问题而求医，被确诊为抑郁症，一直住在精神病院内接受治疗，高考给他的打击始终难以平复。

在男子坠楼的前两天，他忽然提出出院，态度很坚决，赵某拗不过儿子，只好把他带回家。但 3 月 5 日那天，赵某躺在床上不肯吃饭、吃药，母亲心急就和他吵了几句，结果该男子一气之下走出家门，这一走就直接走到了楼房的顶层。

～～～～～～～～～～～～～～～～～～～～～～～～～～

43 年之前，高考刚恢复，一位怀揣着文学梦想的青年张如奇却意外落榜，同时又遇到家庭变故，他只好放弃复读的机会，放弃了追求文学的道路。他没有像现代的年轻人，因为高考落榜就精神抑郁，甚至多年都走不出落榜的阴影，而是坚强地挑起了整个家的生计重任。43 年之后，他成了当地有名的大人物，任安徽省滁州市园林苗圃公司总经理，还是南谯区第三届的政协委员，担任南谯区林业产业协会理事会理事，成了典型的群众致富带头人。

深受落榜的打击，又逢家庭变故，也许很多人面对此情此景都会一蹶不振，但张如奇却很快就走出了阴影。他用理智告诉自己，既然高考的道路走不通，那就必须另辟蹊径。于是，他凭借自己高中扎实的物理知识基础，在黄圩街道上开了一家家电维修店铺，三年后，他抓住了机遇，当时南京市林科院将和黄圩仅仅一条河之隔的江苏省汤泉镇列为雪松的繁殖基地，张如奇在苗木培育和交易日趋旺盛的时候产生了创业的念头。

就这样，他开始阅读相关书籍，从未种植过苗木的张如奇不久后居然成了育苗植树的能手。紧接着树长大了，苗型也被他修剪得十分利索，张如奇开始到处寻找买家，奔跑在各个城市的园林管理处、绿化办公室和多家厂矿企业之间。苍天不负有心人，张如奇的第一批苗木很快就卖了出去。在他的带动之下，村民也纷纷开始尝试，全乡原来只有几百亩的苗木田地，一下子就发展到了两千多亩，后来，那些卖树的经纪人就直接前去黄圩采购。

在张如奇"诚信为本，质量至上"的经营服务理念之下，他用自己的人格魅力打造出了一张属于黄圩园林苗圃的名片。

到了20世纪90年代初，苗木价格上涨，仅20来亩的苗木就足以让张如奇一家彻底翻身，大家也在寻思着要种植更多的树。到了90年代中后期，随着市场经济改革与发展，很多农民开始外出打工，走进城市，村里有了大量的抛荒田，张如奇决定租种那些荒废的田地，每年除了给田主固定的租金之外，他负责承担在当时还留存的各项国家税收和村、队集体提留。

后来，很多村民产生了希望和张如奇一块干的想法，但却怕因为自己没有足够的本钱张如奇不会同意。谁承想村民们的想法一经提议，张如奇就很爽快地答应了。他只提出一个要求，就是对方要出租一定数量的田地，这样的话，所有的苗木费用就都由他一个人承担了。说干就干，张如奇的苗圃由原来的个人经营的自留地，变成了众人共同经营致富的平台。尽管期间也没少遇到挫折

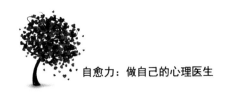

和起伏，但张如奇始终凭着他最初的毅力和自信，帮自己和众乡亲渡过了一次次难关。

一直到 2001 年，在《中国花卉报》《中国绿化报》等多家报刊上相继刊载由张如奇刊登的广告，他开始向外界大力宣传和推广黄圩的苗木产品。第二年，张如奇买了电脑，建立了一个属于黄圩苗木的网站，自己同时也在网络上了解市场信息，并进一步推广黄圩主打产品——雪松和广玉兰。由于互联网浏览便捷，很多客户在网页上就能够很快了解到各种产品信息，包括产品简介、产品展示、产品价格、联系方式以及地图等。

后来，张如奇果真接到了一个电话，对方要求订购六万株小广玉兰，总价值高达 30 余万元。此后，不断有客户前来订购，张如奇的生意是越做越大了。其实，不仅是张如奇自己，就连那群跟着他干的兄弟也都相继过上了富裕日子。

在这两个例子中，主角都是高考落榜者，但因为面对落榜的心态和行为不同，所以，命运也就完全不同。高考落榜其实是很多青少年都经历过的一个挫折，这种挫折因为期望值高，所以最终造成的打击力度也比较大。很多青少年对高考抱着非常美好的期待，加上家长的期望值也比较高，因此，大部分参加高考的学生们其实都对未来充满了美好的幻想。但落榜之后的挫败感，甚至还有周围人的指责等等，都会给当事人的身心造成伤害。如果这种负面的挫败情绪和压力持续时间较长，影响范围较广，就会将当事人带入逆境，陷入生理和心理的双重痛苦，严重时还会引起心理疾病。

事实上，每年都有大量高考落榜的考生，其中成绩优异却因为发挥失常而落榜的学生也大有人在，但为什么有的人面对落榜就很坦然，而有的人就接受不了？追根溯源，这里面有客观因素，也有主观原因。高考历来就被家长、学校和社会视为学生的唯一出路，认为只有读大学的人才有出息，于是，老师、家长就不断地给学生、孩子灌输这种观念，给他们造成了极大的心理负担。这种过分的期待和关注已在无形中给考生们戴上了一套隐形的心理枷锁，加上竞争的激烈和社会舆论的过分关注，高考失利的考生们就很难从阴影中走出来。此外，在主观因素方面，也是因为考生本身的心理素质比较差，不能承受挫折，在困境面前不堪一击。

所以说，家长和老师们，也包括社会舆论，尽量不要在分数上给予过多的关注，而是要把重点放在学生们的心理健康上，教育其努力学习是对的，但不要过分强调高考的重要性，因为条条大路通罗马，那些没有参加过高考、最后却取得事业上的成功的人也不胜枚举，关键是要有一种健康的心理和积极的心态。考试失利并不可怕，可怕的是因此而丢掉性命。每个人都有自己的天分所在，都有自己的生活和生存方式，都有权利和能力开拓出一片真正属于自己的天空，没必要非考上名牌大学不可。

此外，考生也要加强自己心理承受能力的训练，善于化压力为动力，有效调节心理状态，用辩证的眼光去看待挫折，保持乐观的态度，相信自己，并在高考落榜之后冷静地进行分析，从不同的角度找出落榜的原因，必要时需要重新规划自己的人生目标，并采取比较有效的弥补措施。可以像第二个案例中的张如奇，自己创业，充分发挥专长，在逆境中崛起；如果不想放弃学业，有专家建议，落榜之后的考生可以选择复读、成人高考或者是留学这三种方式中的一种。

如果学习基础好并且心态够好，可以选择复读，来年再努力一次，也是再给自己一个机会；如果家庭条件一般，也不想复读，可以通过成人高考的方式获得学历；如果家庭条件比较好，留学是一条很不错的途径。当然，高考的

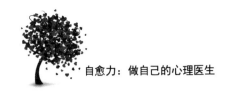

落榜并不是代表永远地失去了发展的机会，很多落榜考生选择上一所职业学校学习技术，发展一样很不错，毕业后的薪资待遇也不差。这就是在采取弥补的措施，而不是一味自我批评或自责，从而陷入心理困境。

第二节　面对亲人亡故

现实生活中，我们每个人都会经历亲人亡故的悲痛。这是痛苦的历程，也是成长的磨砺，很多人在亲人离开之后都要经历一段心理哀伤期，只不过有的人平复得比较快，而有的人就比较慢，甚至还有些人始终难以从原本的"联结"中走出来，导致悲伤与哀悼的反应延迟和扩大，直至发展为病态。这里的"联结"其实是指生者与死者之间的情感和行为的依附关系。

专家分析认为，如果生者和死者之间的"联结"是充分安全的，在该过程中生者获得了足够的自信与安全感，当这种关系发生断裂时，生者才会正视分离并顺利地走出阴影；当新的事物或人出现时，生者也能够很好地适应并将已经被割断的或消失的"联结"再次建立起来。

反之，生者就会感到害怕，在不断摸索中形成严重依赖，当"联结"断裂时，生者会遭遇巨大的打击，出现焦虑、愧疚、愤怒、恐惧等情绪反应。尤其当生者与死者之间曾经有习惯性的共生关系时，这种依赖与"联结"断裂造成的分离之间会出现剧烈冲突，生者会产生自杀的念头。

那么，要如何顺利度过这种因亲人离世而引起的心理哀伤期呢？相关心理专家认为，心理哀伤期一般需要经历四个阶段，即接受、表达、处理和放下。面对亲人离世，生者首先应该做的是哀悼，即由内心的悲伤而衍生的一种行为，通常都是通过完成某些特定的哀悼仪式来完成和重建平衡的；其次需要经历的是悲伤和痛苦的一种心理历程；再次是重新去适应一个没有离世之人存在的新环境；最后是寻找全新的"联结"，将情绪和情感投放到其他的人或事物之上。

但是，身在痛苦之中的人往往很难做到理智，他们或许也知道自己该怎么做，可那种痛苦的感觉一旦袭来，人就会在瞬间崩溃，只觉人生了无生趣。能够医治这种痛苦的感觉的良药，其实是时间，但它又不能立即帮助人们解除当下的痛苦。

卡耐基曾经在他的书里讲了这样一则故事。有一个男子中年丧偶，膝下还有四个尚未成年的孩子，他无法面对失去爱妻的痛苦，于是每天都沉浸在悲痛中难以自拔。好长一段时间，他的生活过得凌乱不堪，直到有一天，他意识到什么，便立即起身在一张纸上列出了许许多多的各种类型的待办事件，比如修补屋顶、打扫卫生等。列完之后，他就马上行动起来，等到他将这份清单上面的事情都做完了之后，男人终于从悲伤中走了出来。

这则故事告诉我们，痛苦和悲伤往往是很依赖人的东西，你越在意，越给它们时间，就越难以摆脱。如果马上行动起来，它们就会自动从我们身上消失。心理学家发现，人的情绪其实与身体是相连的，身体姿势转变的时候，情绪其实也在不知不觉中悄悄地发生变化。所以，当我们悲伤时，一个能够很快见效的方法就是让自己忙碌起来，让大脑无暇再去回想那些令人悲伤的事情。可以先从体力活开始，而且尽量避开那些单调的重复性的工作，这样的话，效果会比较好。

总之，生者可以做的就是好好活着，直面痛苦，接受现实，让自己多做点事，转移大脑的注意力，想想那些还活着的、爱着你的人，重新为自己建立"联结"，并在其中获得充分的自信和安全感，悲伤就会在时间的流逝中渐渐褪去。此外，

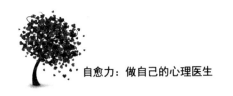

扩大自己的交际圈，必要时可以多看看励志书籍，寻找其中命途多舛的人物故事，看看那些人在亲人离世后是如何一步步振作起来的。

第三节　面对恋人分手

有一个年轻的小伙子失恋了，痛失女友的他一直摆脱不了阴影，沉重的打击让他的情绪很低落，生活、工作也没办法继续，更不能集中精力做事，不但生活失去了原有的规律，最近也在面临失业的危机。他想不通女友怎么会离开自己，对前女友恋恋不舍的同时，也有对她抛弃自己的愤懑不平，有很多次他想找她，但都被拒之门外。他深知自己不该这样，但心里的那个结一天解不开，他就一天难以恢复正常的生活和工作。于是，他决定去寻求心理医生的帮助。

小伙子将情况告知心理医生，医生说，实际上他这样的处境还没有特别糟糕，只是在潜意识里被自己的想象吓倒了。心理医师首先给他做了心理放松训练，然后说了一个小例子：

"假如你在一个公园的凳子上休息，并将最心爱的书本放在上面，这个时候有人过来直接就坐在你的书本上，我想问，这时候你会有什么想法？"

小伙子说："我会很生气，他怎么可以如此没有礼貌？"

"那我说，其实他是个盲人，他肯定是不知道凳子上有东西的。那你有什么想法？"医生接着问。

"好在只是一本书，要是其他的油漆之类的东西，他不就惨了？"小伙子顿了顿。

"那你还会不会愤怒了？"医生接着问他。

"肯定不会了,他不是有意的,甚至我还会有点不忍心了。"小伙子回答说。

"那你为什么会产生这两种不一样的感觉呢?"医生笑了。

"我也不知道,同是一件事,也许是我的角度不一样吧!"小伙子望着医生,像是在寻找一个肯定的答复。

"说得也对,同一件事情,因为看待的角度不同,才会有两种不一样的情绪。同样的道理,生活中,那些让我们痛苦的、纠结的,其实并不是事情本身,而是我们对事情的错误的解释与评价。"

小伙子在瞬间若有所悟。

"那些让我们痛苦的、纠结的,其实并不是事情的本身,而是我们对事情的错误的解释与评价。"对待一件事情的不同的看法,会引起一个人截然不同的两种情绪,这就是心理学上的情绪 ABC 理论。心理学家认为,正是因为我们常常会有一些不合理的信念,才会使得我们产生情绪上的困扰,这些不合理的信念日积月累,便会引起情绪上的障碍。

这个理论中的 A 指的是诱发情绪的事件,B 指的是个体对该诱发事件所产生的信念,也就是对这件事情本身做出的解释和评价,C 则是指个体因此而产生的情绪结果以及行为。一般情况下,多数人会认为是由 A 直接导致了 C,即诱发事件本身直接导致了个体的情绪结果与行为,殊不知,两者中间其实还有 B 的存在,而情绪的调节,即由 A 会引出什么样的 C,关键是 B 在起作用。

失恋之后,你能够很好地掌控自己的情绪吗?也许很多人都会说不能很好地控制,尤其是当情绪处于低潮的时候,就不由自主地心情不好,没有什么兴趣去做别的事情了。但正如上述 ABC 定理所说的那样,事情并不会必然导致情绪的负面效应,关键是在 B 的环节上,你是怎么看、怎么做的。

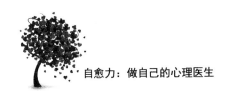

上文中的小伙子分手了，他觉得是自己的付出被忽视了，是对爱的绝望；而有的人则认为，其实分开也未必不是一件好事，或许命中注定的那个人还没有出现呢！这就是区别。再比如，一个屡遭挫折的人，或许他会觉得命运如此的不公，为什么老是和自己过不去呢？于是情绪低落，垂头丧气；但有的人会认为这是对自己的磨炼，注定要经历过艰难才能获得最终的成功，于是越挫越勇，这也是区别。

所以，一件糟糕的事情 A，是不是一定引起一个人不好的情绪结果 C，关键在于由诱发事件 A 产生的信念 B，不同的 B 就会诱发出不同的 C。可见在这个过程中，个体对诱发事件做出的解释和评价是多么的重要。当事件 A 不可避免地发生了，转个方向，还有那么多的路口可供选择，既然这条路不通，何必非要撞个头破血流呢！你的心境其实是可以选择的，除非你自己不愿意，悲观或乐观其实就一念之差。

第四节　面对人生逆境

人的一生中总是会有很多悲欢离合，或患难，或欢乐，或顺境，或逆境，不可能完完全全处在风平浪静的避风港里，真正的强者多半都是从暴风雨中走出来的。日本松下幸之助有"经营之神"之称，在他小的时候，曾看见过农民洗甘薯的过程。那天他见到一个农民把一根扁平的大木棍放进一只大大的水桶里用力搅拌，而甘薯在里面忽而沉落，忽而又漂浮起来。这种场景使他开始感悟人生，浮浮沉沉，互有轮替，正如人的一生，有浮上水面的时候，也有沉落水底的时候，所以，人不会总是沉在最低处，也不会总是春风得意。

如今的松下幸之助已经在商界声名显赫，很多人看到的都是他光鲜的一面，却很少知道他一生中的坎坷和不幸。11岁辍学，两年后父亲去世，17岁那年掉进水里差一点丧生，20岁母亲离世，他也在同一年身患肺病，几近丧命，中年时期的他结婚成家，有了唯一一个儿子，但仅仅六个月大的小宝宝却意外夭折……这些挫折和打击在他眼里就像是农民淘洗甘薯，上下浮沉不定，所以，他没有被这些不幸的遭遇打败，而是在逆境中学会了应对厄运的心态和方法。

其实，与松下幸之助有类似经历的成功人士有很多，这也真正印证了困境造就人才的道理。但如果一个人在困境中只知道一味地逃避，不肯面对现实，甘愿堕落下去的话，就不可能有精彩的未来。

心理学家认为，逆境使人生的挫折和失败感持续存在，对人的生活、工作和心理等都会带来一定程度的困扰和痛苦，甚至使人一蹶不振。但它又不是一无是处的，研究发现，逆境在带给人们痛苦的同时，也赠予了人类非常宝贵的历练。

第一，逆境会带给人类时间优势。只有经历过逆境或者正身处逆境的人才能真正感知世态炎凉，人情冷暖，而能够成功从逆境中走出来的人几乎都已深深懂得了时间的价值和意义。他们能够完全抛却那些被世人冷眼旁观的凄凉和落寞感，集中精力，一心一意地完成自己的人生追求，为今后的规划作出十分准确和到位的安排，懂得珍惜人生中的每一分钟时间，化逆境为顺境。

第二，逆境让人类更清醒和客观地了解自己。正因为逆境带给人时间优势，所以，他们才能更加清晰地认识自己、认识世界，更容易做到客观和冷静地分析一切事物。

第三，逆境让一个人拥有他人难以拥有的意志力。如果你长期身处逆境，别只顾着自怜自艾，而是要抬头看看天空，好好审视一下上天赐予的宝贵财富——意志力。告诉自己，只要坚强挺过去了，你就拥有了可贵的意志力，一

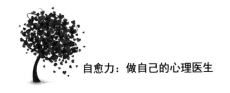
个拥有了坚强、耐力、韧性和悟性的人，还担心什么？还惧怕什么？

第四，逆境让人生的各种必备素质组合的速度加快了。人生存在这个社会上，必定需要一定的素质才能适应环境，创造生活，逆境会使这些必备素质更快地在这个人身上得以组合，使其更加从容地面对今后的风雨，更加坦然地迎接一切挑战。

面对逆境，我们该如何选择？如何在逆境中做好心理调适工作？心理学家在这方面也给出了自己的建议：

1.树立正确的世界观和人生观。不管是什么样的困境或挫折，都不会恒久不变，都是暂时的，只要你想摆脱，就没有摆脱不了的困境。所以，要用发展的眼光看待逆境中的一切，树立正确的世界观和人生价值观，用积极的心态去面对社会和生活。

2.认真分析失败的原因，找到解决问题的突破口。挫折和失败是在告诉你问题和不足，如果你直接忽视，或许下次还会继续失败。所以，当你冷静下来后，要好好从自己身上反思失败的根源究竟是什么，而不要一味将罪责推卸给外界，也就是说，你分析得到的结论，要有主观因素和客观因素的共同存在。比如多元化的社会价值取向、竞争的日益激烈以及内心深处的不平衡感等。

环境可能会引发人们的心理变化，尤其在自信心不足、相互猜忌、缺乏信任和沟通等心理环境的作用下，挫折会很容易产生。当然，生理上的缺陷、自身能力的不足、目标选取的不适当、性格上的急躁等缺陷也都是造成挫折的重要原因。在分析挫折和失败发生的原因时，要善于大胆解剖自己，客观而理智地分析环境因素的作用程度，这样才能尽快找到解决问题的突破口，帮助自己重新振作，走出困境。

3.提高心理承受能力，辩证认识挫折。人生的意义存在于对苦难的超越和对艰难险阻的勇敢挑战。每个人都有低谷期，也有高潮期，谁也不可能永远站在最高峰，所以，当身处顺境时就应该做好应对困境的心理准备，并且在困境降临时要带着感激的心反省自己，是它让你更清楚地认识了自己，更加成熟地面对生活。

所谓"天将降大任于斯人也，必先苦其心志，劳其筋骨，饿其体肤，空乏其身，行拂乱其所为"，为什么有的人在逆境中就能够做到不为所动，依旧坚持理想不放弃？而有的人却一遭遇困境就感到手足无措，甚至一蹶不振了呢？主要原因还是在于每个人面对逆境的心态不同，对逆境的心理承受能力不同。虽然这也与挫折本身的严重程度有关，但一个人的性格、意志力、自我期待水平、气质状况等是起主导作用的，只有提高了心理承受能力，方能做到从容应对。

4. 重新树立目标。目标的确很重要，过高的目标如果与一个人的真实能力脱节，那么挫折会成为必然，而一个恰当的目标则会帮助一个人建立自信。所以，如果你身处逆境，不要先急着抱怨，不妨在冷静之后考虑一下你的目标，不是说要你改变，如果这个目标就是你的理想，就更应该继续坚持，但也要客观而理智地考虑它是否能够在短期内完成，如果不行，试着分解，制定小目标，然后再沿着这些小目标一步步向上攀登。

5. 在逆境中寻求心理补偿。尽管逆境会给人生带来益处，但身处逆境中的人难免情绪低落，不能开心、轻松地生活。如果一个人长期处于情绪的低潮状态中，必然对身心健康无益。所以，心理学家建议，身处逆境中的人们不妨根据自己的情况合理地寻找心理补偿。心理补偿其实是指，当人在某方面遭遇挫败，心理产生缺陷和失去平衡时，另外一个方面的情感安慰会令其暂时忘掉这种失衡的感觉，起到补偿的作用。处于逆境中的人们可以从以下四点进行心理补偿：

其一，树立正确的生活目标。一个人如果在追求理想目标的过程中遭到挫败，

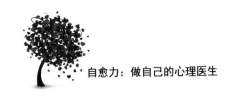
要懂得变通。也就是说，每个人都要为自己确立一个终生追求的奋斗目标，但通往目标的途径不是一成不变的，一种道路行不通，还有另外一条道路，要懂得变通。

其二，善于发现问题背后的有利因素。挫折不是在彻底否定你，所以不要产生世界末日的感觉，而是要以积极乐观的心态发现问题背后的有益因素，找到能够帮助你成长和成熟的经验，这才是最重要的。

其三，善于运用积极的心理暗示。心理暗示的作用是巨大的，尤其是积极的心理暗示往往能够给人无比巨大的鼓励作用。多找一些励志故事或励志名言，从中吸取正能量，暗示自己，"没关系，一切都还可以重新开始！"或"没有失败的历练，哪来的成功？那些成功人士没有几个是一帆风顺的！"

其四，避免消极的自我安慰。很多人在逆境中可能会这样安慰自己："我都尽力了，不是我的错。所以我不必苦恼。"或者"这也许就是注定的吧！"如此安慰是站在对自己不负责的角度上的，也是对挫折的误解，不是实事求是地分析问题，也就永远找不到走出逆境的口。所以，这样的安慰即便能够暂时起到缓解痛苦的作用，但因为本身是消极的，因此从长远分析只会带来更多的挫败感。

其五，扩展社交面，增加社会援助。遇到挫折后，不妨找个知己倾诉内心的苦闷，或者找一些比自己有经验的朋友或长辈吐露心声，求得心理上的安慰，获得理解、支持和帮助，这样一来不但转移了注意力，而且缓解了心中的压力。此外，也可以暂时给自己放假，旅游、度假、参加各种活动等，让心情得以平复，尽快从压抑的情绪中获得解放。

6. 超越逆境。当人没有住所时，就渴望有一间房子，而一旦拥有了房子，就想要更好的环境和更宽敞的房间，但拥有了之后呢？很多人开始整天宅在家里，哪里都不愿去，和世界的交流机会减少了。屋子是为我们挡住了风雨的侵袭，但也同时挡住了阳光。其实，在现实生活中，很多逆境是由环境造成的，我们无法改变环境，但如果接受了这种逆境，就永远也没有办法走出去了。好比一个富家子弟，从小衣食无忧，根本不会体验到贫穷生活的滋味，他失去了感悟人生酸甜苦辣的机会，缺少成熟必经的历练，这也是为什么当今的所谓"富二代"都被视为不务正业的原因之一。

如果你还处在逆境之中，无法改变这种环境，那你可以改变自己的选择，能够比较出此处的逆境与别处的逆境之间的区别在哪里，现在的逆境与过去的逆境相比有哪些优劣，然后要去完善自己。法国画家菲利普·格吕说："过去有比现在更多的未来。"这句话其实意蕴深刻，人在小的时候选择的机会千千万，长大了之后，可以自由选择的机会就变得越来越少了，等到一个人已经别无选择的时候，便是老去的时候。

所以，如果你还年轻，尚未老去，就有很多很多可以选择的机会，你可以选择在逆境中毁灭，也可以选择在逆境中获得新生，超越逆境，超越人生。社会和生活不可能永恒不变，因此逆境也不可能永远不变，积极地生活下去其实比什么都重要。超越逆境，才能在逆境中得以重生，这个过程以及整个过程所带给人们的意义和价值，才是人们在逆境中应该追求的东西。

第五节　面对重病缠身

一个是躺在病床上，全身水肿，只能靠透析维持生命的人，另一个是每天在病床上、随时都有可能停止心跳、被夺走生命的人，前者是一名叫靳超的男孩，后者是一名叫韦远志的男孩，两人同是行走在生命悬崖上的人，却在生命垂危的时刻因为一则广播相识，并因此结下了深厚的友谊。

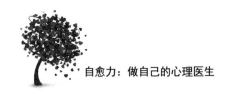
24岁的韦远志患有扩张性心肌炎。三年前，成绩优异的他被誉为"天之骄子"，是大学学生会的主席，并与一些爱好摄影的学生一起组建了"行者摄影俱乐部"。但在筹备一个摄影展的前夕，韦远志忽然陷入昏迷，送进医院后被查出患有扩张性心肌炎，左心室四级衰竭。医生建议，唯一的拯救方式就是尽快安排做心脏移植手术。

但高额手术费以及手术后的调养费用，不是这个出生在普通工农家庭的小伙子的父母所能够负担得起的，再加上小伙子的母亲也在前两年做过手术，移植心脏的手术费用对他们来说简直就是天文数字。得知真实病情后，韦远志恢复了平静，他主动要求接受保守治疗，并坚持出院回家。此后，韦远志就一直在与导管、呼吸机、药片打交道，他曾经这样比喻自己的心脏，他说："别人的心脏是奔驰，我的心脏是破吉普，开着开着就要停下来修一修，再勉强跑两年。"

但是，这个对生活充满热爱和热情的年轻小伙子并没有因为病痛而陷入悲观和自暴自弃，他不仅每天在坚持与病魔抗争，也非常照顾母亲的感受，他经常微笑着对母亲说自己很好，不痛。为了打发时间，韦远志开始喜欢上了广播，并把每天收听广播视为病床上的唯一爱好。也是因为收听广播，他在一个节目中认识了另外一位病友，对方与自己年龄相仿，但身患尿毒症，也是一位阳光乐观的大男孩，名字叫靳超。或许是因为同病相怜的原因，韦远志开始对那个身在千里之外的病友产生牵挂之情，了解到靳超病情加重，即将要因为费用问题而中断透析的时候，韦远志找到了记者，并且希望记者把自己攒的800块钱转交给靳超，同时也期望两人能够见面。

当记者应韦远志的嘱托来到靳超的家中时，才了解了他的家世。原来，靳超在被诊断出尿毒症时，父亲就与他的母亲离了婚，一直都是靳超的母亲和继父在照顾他。认识了韦远志以后，两个人就经常互通电话、互相鼓励，给对方打气。事实上，靳超也特别想和韦远志见面，在记者的再三追问下，靳超说："我的心脏好，他也需要，那我又何乐而不为呢？人啊，不能总想着自己，还要看自己对别人还有什么用，去帮助那些需要帮助的人。"原来，两个行走在生命悬崖上的病友之间有这样一个约定，就是谁先离开，谁就把自己健康的身体器官献给对方，让生命在对方的身体上得以延续，见面是为了早日做配型，早日了结心愿。

然而，就在准备安排见面的过程中，韦远志的病情发生了恶化，当天晚上医生就给他的父母下达了病危通知书。昏迷很久的韦远志清醒后的第一件事就是把父母叫到身边，说出了自己的愿望：希望把自己的肾献给靳超。泪流满面的父母无奈地答应了，接下来就是安排靳超前去配型，两个小伙子也在那天见了第一面。但配型并不成功，韦远志和靳超继续挣扎在与病魔抗争的边缘。

那些被他们的故事感动了的好心人使事情发生了转机，他们在得知两个年轻人的故事后，纷纷慷慨解囊，献出了自己的爱心，这些捐款再加上医院减免的费用，韦远志一家不用再为手术费着急了。与此同时，医院方面也传出好消息，与韦远志配型完全吻合的心脏供体找到了。早就准备就绪的心脏医疗小组立即为韦远志实施了心脏移植手术，大约四个小时之后，那颗被植入韦远志身体内的心脏开始有力地跳动，韦远志也从此获得了新生。此后，韦远志克服重重困难，于2007年5月考上了陕西师范大学哲学硕士研究生；2008年冬天，他还收获了一份美好的爱情。

韦远志康复了，能够像正常人一样生活、学习和工作了，但靳超却始终没有找到合适的供体，病情反复发作并加重，最终离开了人世。也是在那天，

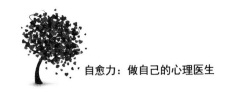

靳超的母亲生下了一个婴儿，也许这是上天重新赐给靳家的一个生命。此后，靳家和韦远志一家就成了互相往来的朋友。

人生中难免生老病死，尤其是那些对生命还充满热情和期待，却不得不与病魔抗争的人，他们无法选择自己的身体，唯有用坚强的心勇敢地战胜剩下的每一天，并期待奇迹的发生。这两个同样濒临死亡的病人在患难中相互鼓励，克服了常人难以想象的心理压力和悲痛情绪，谱写了一曲令世人动容的爱心接力故事。

疾病，这是一个令人们害怕和恐惧的词语。有个被疾病缠身的年轻姑娘，家境同样贫寒，但她为了不拖累父母亲，偷偷跑出医院投湖自尽了，父母亲看到她的尸体的那一刻悲痛欲绝。生命是宝贵的，是父母亲赐予的，每个人都无权擅自作决定，更不应该在关键时刻轻易放弃。韦远志和靳超虽然都身患疾病，但他们并没有停止对生活和生命的热爱，而是满怀希望，甚至希望让自己的生命能够在别人的身上得到延续。如果韦远志在一开始就放弃了希望，或者做出自我毁灭的行为，那他就不会有今天的圆满生活。因此，身患疾病的人都应该积极向上，应该调整心态，乐观地与病魔抗争。

第七章
特别关注——特殊人群心理调适

　　生活中总有一些比较特殊的人群需要得到社会的关注和帮助，他们处在某个阶段，遭受生理和心理的双重困扰，这个时候最需要的是心理关注和自我调节。本章重点针对处在青春期的青少年、处在更年期的成年人、因为失独而陷入心理困境的父母亲们以及因父母离异而成为单亲子女的孩子们，根据不同的心理状况，介绍一些心理调节的方法和心理治愈的技巧，希望大家早日找回乐观和幸福。

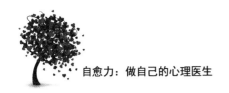
第一节　青春期心理调适

生物学认为，10 岁到 20 岁这段时期是青春期，而在心理学上，则是指15 岁到 28 岁这个年龄段，10 岁到 15 岁其实还是儿童期。所以，青春期也是一个孩子从儿童转化为成年人的一个过渡阶段，被德国有名的儿童心理学家夏洛特·彪勒称为"消极反抗期"，也叫"青春叛逆期"，处在这个年龄段的孩子一般心理都不太成熟，心理闭锁和叛逆成为普遍的心理现象与行为特征。

❤ 心理闭锁及其心理关注

处于青春期的孩子情绪不稳定，像个刺猬，面对父母沉默寡言，学习不用心，却热衷上网和玩网游……很多家长都这样描述自家的孩子："儿子总是说不得，碰不得，稍不如意就发脾气。""女儿喜欢登 QQ，我很想看看她都在干吗，和谁聊天，聊什么，不想她耽误功课，但她一见我就收起手机，还说我不尊重她的隐私。""孩子总说学习压力大，老师的作业多，但我就看到他天天晚上对着电脑写作业，我们家长不让他上网，他就直接扔掉作业不写了。唉，拿他没辙！还指望他考上大学呢！"……

这些都是一些家长在见面时互相"吐苦水"时说的话，这一说才知道，原来处在这个年龄段的孩子们都有类似的问题。他们不小了，但也不算大，他们好像什么都懂了，但就是不懂什么叫责任心，什么叫懂事，更不愿意多和父母沟通。

　　心理学家认为，孩子面对家长态度冷淡，性格孤僻，情绪不稳定等现象，其实是青春期的孩子从不成熟走向成熟的一个过渡阶段。该阶段的心理反常现象被称为"青春期心理闭锁"。主要表现为：不愿意向外界袒露心声，只向一些自己信得过并且能够亲近、交流的对象打开心扉，家长一般都被排除在外。而作为这些孩子的家长们需要做的不是强行管制，而是尊重这种心理现象，给他们一个独立空间，以朋友的身份去和他们交流，陪他们度过这段成长期。

　　有一位中年父亲，女儿上了中学之后，在女儿14岁生日时送给她的生日礼物就是一个带锁的日记本和一个可以上锁的抽屉，并且给女儿准备了一个单独的小房间。他说："丹丹，这里以后就是你的私人空间了，爸妈进门都会先敲门的。"丹丹一开始很惊讶，因为她的很多女同学的父母都在严格监视着她们的日常行踪，更别提什么隐私了，所以丹丹感到非常快乐，经常回家和爸爸妈妈讲学校里的事情。那本带锁的日记本里也有她不愿和爸妈提及的小秘密，但她和别的女同学比起来，性格明显要开朗很多。

　　此外，面对一些喜欢上网玩游戏的学生，很多家长和老师也表示很担忧。针对这种现象，心理学家建议，不要过分制止他们玩游戏，因为会适得其反，越是被禁止的事情，他们反而会越感兴趣。因此，应该走进孩子的心灵，多与他们交流，教他们自己做决定。如果孩子的学习成绩一直很好，因为那玩游戏而出现明显下滑，家长可以平心静气地和孩子谈心，引导其认识到玩游戏已经影响到了学习成绩，然后把决定权交给他自己。只要孩子是真正意识到了这一点，加上家长的正确疏导，孩子通常都会有所克制。在此基础上，家长可以要求孩子暂时放弃游戏，并允许其在提高学习成绩之后适当玩玩游戏。

　　如果孩子的学习成绩一直都不好，最近又迷恋上了玩游戏，家长也需要

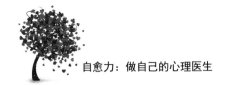

与其谈心，必要时可以说服孩子制订一套学习和玩游戏的计划。比如每天放学后要先写作业，在完成作业的基础上可以玩一个半小时的游戏，成绩提高了就可以增加玩游戏的时间等等。

总之，家长在处理这类问题时，要尊重孩子并重视他们的决定权，这有助于培养他们的自觉性和承担责任的意识，也容易使孩子产生荣誉感和成就感。如果家长过分地介入孩子的生活，什么事都是家长做决定，孩子自己却一点发言权都没有，久而久之，他们会反感，失去自信心和责任心，甚至和家长作对，形成逆反心理。

💜 逆反心理及其心理关注

处在青春期的孩子大脑发育已经渐趋成熟，思维方式和看待事物的视角也与童年时期有所改变，从以前的单一化正向思维开始向逆向、多向、发散等思维转变；此外，该时期的孩子的性别意识和性意识已经逐渐强化、建立起来，也就渐渐形成了强烈的个性意识、独立意识和成人意识。因此，叛逆是青春期的孩子的本性使然，需要家长和老师们的理解和帮助，在理解、关怀、鼓励和尊重的前提下沟通和交流，施行劝导。

心理学家认为，青春期孩子的叛逆行为是心理不成熟的表现。由于心理上的成熟滞后于生理上的成熟，再加上阅历不足、经验匮乏，孩子的一些认识还不到位，不坚定，容易出现动摇。思维方式有批判性和独立性的特点，但在认知方面还存在片面性、过激、固执、极端性等，很容易将家长和老师的劝解、提醒、督促等当做不理解和不尊重他们的行为，内心便会产生逆反情绪，做出和家长、老师的劝说完全相反的甚至是更为偏激的行为来。

所以，家长和老师们要留心观察孩子的言行，不要因一时生气就责骂，而要在冷静和理智的情况下，用正确的方法引导孩子自己领悟，用宽容的胸怀去看待孩子在这一时期所犯的错误。当然，这并不是一味包容，放任不管，而是要找到解决问题的途径，用有效的教育方式对青春期的孩子进行心理关注和疏导。

实际上，叛逆的心理与孩子的家庭环境是分不开的。如果家庭环境中存在不良因素，必然会影响到孩子。比如家长教育方式的粗暴，总是用命令的口吻、无休止的唠叨、专制式的压制等，都会增加孩子的心理压力。长此以往，孩子就会在心理上产生抵触，出现叛逆心理。所以，家长应该转变角色，不要做管制者，而是以朋友的姿态关注他们的心灵成长，给予其生活上的关照的同时，也不要忽略了孩子心灵所需要的呵护。而且，一个和谐的家庭氛围也很关键。一个温馨的、幸福的、充满笑声的家庭会给孩子的心理注入阳光，有助于其心理健康的培养，反之，孩子就很容易出现负面情绪。

青春期孩子的叛逆思想和行为也摆脱不了学校的影响。除了家庭，孩子平时待得最多的地方就是学校了，学校的教育环境和方式不当，如过分注重分数而忽略其他方面的发展或挑剔缺点、填鸭式教学，忽略学生的学习自主性和独立思考问题的能力，教学中偏重优生而忽视差生等，都会让学生产生逆反心理。当然，教师自身的素质也会对学生造成一定程度的影响。因此，教师们如果发现了逆反心理或行为比较明显或强烈的学生，一定要先从学校的教育手段分析，找到教育中存在的问题，对症下药，只有这样才能从根本上解决问题。

当然，孩子本身接触到的同龄群体中的不良因素也会对其造成一定影响。孩子在接触同龄人或相近群体时，很容易出现相互认同、相互感染和转化的现象，比如爱出风头、唱反调、突出个性等不良风气都会潜移默化地影响和感染孩子，导致叛逆心理的出现。所以，要纠正孩子的错误认知，引导其用正确的

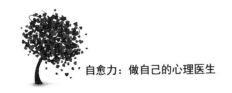
眼光去分辨不同性质的言行所产生的社会意义，使其学会自我审视和自我调整。

当网络开始流行并成为人们日常生活的一部分时，孩子也会深受影响。电视和网络等大众传媒总是注重新奇和迎合大众的口味，所以很多内容都不可避免地会对孩子造成负面影响，使他们过早地接触到了成年人世界中的不良和世俗的东西，影响孩子们反文化心态以及反文化意识的产生与形成。可见，一个剔除了杂质的、干净的文化环境有助于青春期孩子的文化教育。

💭 如何对待青春期孩子

有一位小男孩在客厅玩篮球时不小心将书架上的一个古董花瓶打落在地上，随着一声清脆的响声，小男孩知道自己闯了祸。于是，他急中生智，赶紧找来胶水把碎片重新粘在一起，心惊胆战地放回了原位。那天晚上，小男孩一直心不在焉，而他的妈妈也已经发现了异常，并注意到了花瓶的变化。妈妈问他怎么回事儿，小男孩虽然紧张，但还是很机灵，他谎称是一只野猫从窗户外面跳了进来，然后碰倒了花瓶。

这位妈妈当然不会相信，但是她并没有当场拆穿孩子的"谎言"，反而在就寝之前来到了孩子的房间，并把一个装有三块巧克力的盒子摆在小男孩的面前。她拿出一块巧克力，对儿子说："这是我奖励你的，因为你的想象力简直太神奇了，在你的大脑里有一只会开窗户的猫，也许不久的将来你会写出一部非常精彩的侦探小说来。"

小男孩十分诧异地看着妈妈，只见妈妈又拿出一块巧克力，说："这块也是奖励给你的，因为你的出色的修复能力，居然让一只破碎了的花瓶又恢复了原样，把裂缝黏合得几近完美。"然后她又把第三块巧克力放在了小男孩的手上，说："这块巧克力代表我的歉意，身为母亲，我不该把容易破碎的花瓶放在容易掉落的地方，我为对你造成的惊吓感到抱歉。"

此时，小男孩早已不再感到紧张或害怕了，反而觉得妈妈特别的美丽和伟大。那次以后，小男孩就再也没有撒过谎，因为他意识到妈妈是那么爱他并且保护他的自尊心，为了母亲他也愿意做个不撒谎的好孩子。

心理学家认为，教育方式和孩子的人格形成之间有着十分特殊的密切联系。比如，孩子生在一个"麻将世家"，父母亲都会打麻将，那他们肯定也会打麻将。所以，如果家长希望自己的孩子好好读书，不妨先自己做出榜样来，即便不爱看，也要试着做出看书的样子，给孩子做一个正面的榜样出来。下面是心理学家给家长们的一些建议：

1. 试着用无知的心态去看待孩子的世界。现代社会已经不同于以前，信息摄入量大了，价值观变得多元化了，现代人大多都在追求舒适和享受。当孩子出现自己不认同的思想和行为时，家长应该放低姿态，和孩子共同去认识新事物，而不要总是用自己既往的经验去处理现在的问题。

2. 允许孩子有自己的个性。每个人都需要有自己不同于别人的地方，孩子也一样，他们也希望自己受到关注，家长应该积极认同，不要做出绝对的否定，而是辩证地接纳，允许孩子展现个性，并引导孩子认识到自身行为的积极和消极意义，指导其正确理解和展现个性。

3. 改善与孩子的关系。家长要主动和孩子搞好关系，在孩子身上找回自己的好奇心和童心，借助积极认同，通过沟通达到充分共情的目的；在沟通时注重肢体语言的运用，少用刺激性、贬低性的口头语言。让孩子在家里彻底放松，感到在家中有充分的安全感；在出现矛盾或争吵时，要避免矛盾激化和扩大，关键时候要有策略地解决冲突，比如延迟发怒时间、暂时离开矛盾现场等。

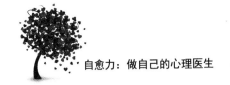

必要时也可以做出部分退让，换位思考并做出让步。

4. 尊重少数群体的观念和文化。家长们会在一起讨论，某某家的孩子不善言谈，性格内向、不爱说话，不阳光等等，诸如此类的言辞评价会贬低孩子，影响其自我评价。所以，家长应该尊重孩子的性格，用辩证的观点去看待不被大众接受的少数群体的观念或文化。比如，孩子不够阳光，性格内向，还有点忧郁，那家长应该做的不是否定他（她），而是引导孩子发现自己身上的优点和长处，因为多数诗人和有成就的人都属于内向性格，忧郁的人更懂得感悟生活，懂得用文字表达内心。

5. 用成长和发展的眼光看待孩子。学习不是孩子在这个年龄段里唯一的事情，比学习更重要的还有人格的塑造，家长不能忽视了这一点。所以，当孩子有一些不爱学习的表现时，不要过分着急，更不要轻易动怒，要用成长和发展的眼光去看待自己的孩子，允许他们犯每个年龄段可以出现的错误，因为不同年龄段的经历往往是一种成长的资源，既宝贵又没有第二次机会。

6. 巧妙引导孩子面对"早恋"问题。"早恋"是一种不成熟心理的表现，需要有正确的引导，家长在发现孩子有"早恋"倾向时，要引导其转变方式，用正确的方式去喜欢一个人，比如家长可以引导孩子好好学习，将来和对方考入同一所大学等，并用一种欣赏的眼光去看待孩子在这个年龄中表现出的美好情感，而不是一味否定和阻挠。当然，在处理这个问题时，家长可以多留心、多花心思，但不要在孩子面前过分强化后果，根据孩子的具体情况采取具体的处理方式，一定要巧妙，切忌操之过急。

7. 家长最应该给予孩子的是理解。父母在和孩子相处时，一定要理解在先，青春期的孩子之所以会出现心理闭锁和叛逆，就是因为他们认为家长根本就不理解自己。所以，家长首先要站在孩子的视角上看问题，多和孩子分享，帮助孩子，但不要随意为他们做决定，不要用价值观的评判性语言去和孩子交流，而是说出自己的担忧和感觉，给予建议而不是命令。

第二节　更年期心理调适

廖女士今年 47 岁，最近她总是怀疑丈夫周某有外遇，好几次跟踪丈夫，观察他与另外一位女性的往来。每次周某回家后，廖某要做的第一件事再也不是递给周某拖鞋，并接下他手里的皮包，而是检查丈夫的衣服上有没有香水味，并且不停地询问丈夫这一整天的行踪。周某火了："我受不了了，离婚！"廖某一听丈夫提出离婚，吓傻了，她倒在床上大哭，认定周某肯定是有外遇了，不然不会这么大岁数了居然还要和自己离婚。

这件事情之后，廖某打电话给在外地工作的女儿，很委屈地向女儿讲一些烦心的琐事，包括周某的离婚要求。女儿询问廖某这段时间都有哪些情绪表现，并问她跟踪父亲后都发现了什么。廖某支支吾吾："其实我也没发现什么，你爸白天在单位工作确实很累，我打听过，那个女的其实就是他们公司最近新合作的商家代表。"

"就是啊，您先别着急了，爸爸肯定是一时气话。"女儿安慰完了廖某，就给周某拨通了电话。在电话里，她确认了事实情况，并提醒父亲带廖某去看看心理医生，因为她觉得母亲是因为更年期到了，所以才会胡思乱想。

周某当天下午就带着廖某去看了心理医生。医生根据廖某的自述，再向周某了解情况，在确定周某确实不存在外遇问题之后，心理医生说廖某现在正是更年期，比较敏感多疑，情绪难以自控。加上本人并不知道自己的情况，就

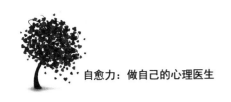
把外界的各种因素放大处理，导致情绪失控，一反常态。心理医生还介绍了更年期容易出现的症状，建议廖某不要过分自责，要注意心理调节，及时消除焦虑、紧张等负面情绪，只要保持良好的心态，加强锻炼，坚持一段时间就会过去。

同时，医生还不忘叮嘱周某，要理解妻子的情绪变化，因为廖某所表现出来的"怀疑"，是属于更年期的病症反应，即妒忌心理，身为丈夫要关心其身心健康，尽量让廖某处在一种愉悦的家庭氛围里，对其表现出来的不同于以往的言行要体谅和理解，不要在意，帮助妻子一起渡过难关。而针对廖某的妒忌心理，心理医生建议，在病情较轻的情况下，可以服用镇静剂、雌性激素等药物，需要及时发现及时治疗，否则会向精神病转化，产生严重后果。两个月后，廖某感觉到自己的情绪渐趋稳定，也不胡乱猜疑了，生活又恢复到了之前的平静。

更年期是一个人由成年向老年过渡的一个阶段，女性一般在 45 岁到 55 岁就步入更年期了，男性通常在 50 岁到 60 岁。也就是说，更年期是每个人都需要经历的一段时期，男女都有，只不过在女性身上所体现出来的变化要明显一点。不管是从心理或生理上来说，还是站在社会功能的角度上，处在该阶段的人一般都比较成熟、干练，但体内内分泌已经出现改变、其他生理功能也逐渐走向衰老，进而由生理突变引发一系列心理突变，因而更年期也被称为人生中的第二个"多事之秋"，需要更多的护理和保健方能顺利度过该阶段。

首先，要科学地认识更年期是人类生命的必然转折时期。该时期是不以人的意志为转移的，属于一种自然规律，身为人类只有接受并想办法帮助自己或家人共同渡过难关。当然，每个人在这一时期的表现都不一样，病症的轻重程度、时间长短等都存在差别。即将进入更年期的或者已经进入更年期的人，特别是女性，需要给自己一个心理缓冲的过程，做好准备去接受，要尽力提高自我控制的能力，既要认识更年期比较常见的一些症状在自己身上的具体体现，又要有意识地去控制这些症状，如果内心烦恼、情绪低落，要懂得安慰自己，进行适当的调理，切忌盲目怀疑、猜忌，不要总是有意识地去寻找缺陷，避免影响到自己的情绪。

其次，要正确看待这一时期出现的所有症状，发现问题要及早调理和诊治。 有些人在更年期不会有较大的情绪和心理反差，而有的人却非常明显，但不管有没有发现症状，都应该主动去做健康体检，及早做好自我调节工作。

最后，处于更年期的人还需要有家人的关爱和理解。 站在一个家庭的角度上分析，妻子和丈夫中的任意一个人处在更年期时，另外一方都要做出积极的理解和体谅，对个人、家庭、社会等都要有一个正确的积极的评价和认知，一方面自己要认识到自身状况，尽力克制，另一方面家庭成员也要努力适应和配合，多包容。子女在此时也要多与父母沟通，特别是母亲，假如他们出现烦躁、易怒等情绪时，一定要给予理解、宽容与照顾，帮助他们渡过这一关。

第三节　关注失独者心理创伤

陈女士原本有一个很幸福的三口之家，丈夫在外忙事业，乖巧听话的儿子陪在自己的身边，但这幸福却在 2005 年 11 月 1 日彻底结束了。当天，陈女士 18 岁的儿子姜某突发脑出血，经抢救无效死亡。从此之后，陈女士便成为众多失独者中的一员。

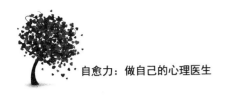

儿子离开后，陈女士也与丈夫办理了离婚手续。事实上，陈女士和丈夫的关系并不好，每次儿子问她，她都会谎称是因为父亲在外面忙工作，所以很少有时间回家。陈女士在离开丈夫时，没有提出任何财产要求，只带走了儿子生前睡过的大床和床前的一张照片，还有儿子小时候玩的玩具。

此后的三年，陈女士换掉了手机号码，只身一人躲进了一个与世隔绝的小山村里，与外界断绝了一切往来。而三年后，她重新回来，经人介绍重新组建了一个家庭，但失去儿子的创伤依旧时时刺痛她的心。一个偶然的机会，陈女士在网络上结识了一群与自己有着类似经历的人，他们在网络上主要通过一个群互动，在这个由 137 个人组成的"失独者"QQ 群中，有接近一半的人和陈女士一样，先是失独，然后就是离婚。大家似乎很有默契，不提失独之痛，但会彼此安慰，相互鼓励。

失独者是指那些失去独生子女的父母，他们大多都在 50 岁以上，女性一般都是在失去生育能力之后。家中都只有一个孩子，但这唯一的心肝宝贝却因为意外事故或天灾人祸而先白发人而去，这些失去了独生子女的父母在此后的无尽岁月中，既没有了再次生育的能力，也永远无法摆脱丧子的悲痛。

调查显示，2012 年中国至少有 100 万户失独家庭，并正在以每年 7.6 万的速度增长。失独者是一个正日益庞大的社会群体，也是长期被人忽视的群体。当唯一的孩子离他们而去，他们的幸福生活也在瞬间戛然而止，悲痛永远都会盘踞在他们的生活中，无法消除。他们选择继续活着，但又要如何去安置自己的后半生呢？如何将痛苦化解？周围的人又该给予他们什么样的帮助呢？

陈女士在失独后断绝了与以往所有亲戚朋友的联系，她觉得哪怕是亲戚们只是向她问好，都会令她感到万分痛苦，不由自主地想起伤心的往事，而在与那些跟自己有着相同经历的失独者们在一起时，她才会感到温暖，才会从中得到想要的安慰。心理学家认为，这是因为过于伤痛的经历存在于他们极为敏感的神经内部，一点点关于过去的人或物的出现都会牵动他们的整个神经，导致其再次陷入悲痛。这其实也是失独者的创伤心理在起作用。

这又让我们想起了 2008 年的汶川地震。在那次地震中丧生的独生子女家庭的孩子，任凭父母如何声嘶力竭地呼喊，也不能改变这残酷的现实，而这群失去了独生子女的父母从此就成了失独者。研究发现，在地震中丧失亲人的失独者群体的心理创伤是最严重的，那一场汶川地震至少让 4 万余家长失独，而失独者这个群体也渐渐走进大家的视野，成为心理学家关注与研究的对象。

灾难之后，曾有心理学研究者对 69 位丧子母亲做了调查，主要观察她们是否出现以下几种症状：一是紧张、焦虑，难以摆脱恐惧情绪的困扰；二是回避谈及地震的话题，甚至不愿意与人交流，把自己完全封闭起来；三是因心灵受到重创而出现失忆；四是连续不断地做一些与地震相关的噩梦，并经常从梦中惊醒。调查的结果显示，接受访问的人中有 87% 都出现了以上症状，当被问到将来有何打算时，有 90% 以上的人都说不知道。失独的母亲已经被这一悲痛击垮，不仅难过，而且对未来的生活也感到异常迷茫和担忧。

在失独者中，父亲们的悲痛其实也不亚于母亲们，但他们在失独之后却更倾向于接受现实，用忙碌的工作去掩盖自己内心的悲痛，因此很多父亲都选择外出打工。

此外，夫妻之间的心理互动也对他们的心理状况产生一定影响，如果一方还处在"寻找责任"的阶段，出现敌对情绪，那另外一方势必也会受其影响而表现出敌对，双方相互影响、相互强化，失独的心理创伤将一直滞留在受伤

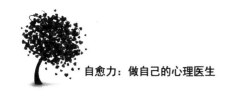

早期，难以愈合。如果失独的父母亲们目睹了现场的惨状，就很容易受到噩梦的困扰，他们往往因为未能见到子女的最后一面而深深自责和愧疚。

要想帮助失独者走出心理阴影和伤痛，除了需要进行专业的心理危机干预，其实更需要有社会的支持。良好的社会支持有助于失独者面对现实，帮助他们渡过心理难关。然而，在一项调查中，研究者发现，在众多失独的父母亲中，只有 18% 的人得到了良好的社会支持。

所谓社会支持，主要集中在两个方面，一是源自好友的鼓励和支持，稳固的朋友关系会给失独者很大的精神支持，让他们感到在精神脆弱时还可以有个依靠；二是源自那些有着类似经历的人，因为经历相似，所以很多时候都是心灵相通的，能够理解和感同身受，更容易做出有效的支持和安慰，这也是陈女士最终选择在网络上获得安慰的主要原因。

事实上，失独者本人也要自己帮助自己。心理学家认为，失独父母一般在心理上都要经历三个阶段：第一个阶段是失去独子的半年到一年的时间之内，在这段时间里很多失独父母都不愿意再与外界沟通，也不愿相信失去孩子的事实，所以这个阶段也叫回避期；第二个阶段是失去独子的两年到三年的时间内，失独父母亲们开始渐渐接受事实，但创伤依旧潜藏在内心深处，难以消除；第三个阶段是失独多年之后，父母亲们通过各种方法逐渐走出心理阴影，并慢慢接受新事物，迎来新生。

所以，失独者们要相信，伤口终究会愈合，第一个阶段确实很难熬，为了不刺激自己，失独者可以选择暂时不与和伤痛记忆相关的人或事接触，但也不要与世隔绝，夫妻之间最好能够相互安慰和依靠。如果夫妻不幸离婚，还要有一个或两个关系要好的知心朋友，这样至少会有个精神依靠；第二个阶段就需要失独者们努力克制时不时就袭来的痛苦情绪，做好心理调节，慢慢接受自己身边的一切；

而在第三个阶段，失独者们要着重为自己寻找"重生"的力量，在和一些与自己有着类似经历的人的接触中学会感受别人的痛苦，并从中找到共鸣，帮助他人渡过难关的同时，其实也是在为自己重新定位生活，找到生活的价值和意义所在，让自己像孩子一样，在经历过剧痛之后再一次迎来新生。

第四节 关注单亲子女心理问题

近年来，随着离婚率的不断攀升，单亲家庭也在不断增加，很多孩子都成了大人婚姻失败的牺牲品。然而，就单亲家庭这个词而言，很多单亲的出现也并非是因为离异，有的是因为丧偶或未婚先孕等，但从普遍意义上来看，离异造成的单亲居多。

离婚以后，孩子一般和母亲居住的比较多，因为大多数人会认可母亲与子女的关系更加密切一些。但事实证明，有50%以上的母亲都不能保持离婚前的那种融洽、和谐的亲子关系，很多母亲都在与孩子的长期相处中产生摩擦，直至关系恶化。有的单亲父母在离异后会考虑重建家庭，认为孩子的生活会得到改善，因为孩子会有新的兄弟姐妹，多一个关心他（她）的父亲或妈妈，会使原本残缺的家得以完善和修复。

但多数孩子却极为抵触，他们会忽略掉这里面的优点和新的幸福来源，而衍生愤怒和反叛情绪。有调查显示，父母离异的单亲孩子很容易出现孤独、自卑、无助等情绪体验，其中也有部分孩子会感到妒忌，因为他（她）感到自己的妈妈或爸爸将对自己的关爱分给了别人，因而抵抗情绪愈演愈烈。

即便在如今的社会中单亲妈妈的数量要普遍高于单亲爸爸，但实际上单

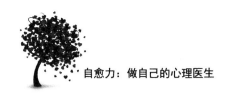

亲爸爸的数量正在日益增长。据了解，美国的爸爸们都已被允许参与到自己孩子的接生过程之中，当他们目睹了孩子的出生过程，他们就会更加懂得如何去做一个父亲该做的事情，并且深刻地理解和认识这个生命，愿意在今后花更多的时间去照顾自己的孩子。

心理学家认为，家庭解体对一个孩子造成的心理影响是难以估量的。因此，很有必要对单亲孩子的心理发展做比较深刻的认识和理解，并帮助他们更好地去适应单亲家庭的生活环境。

单亲家庭的孩子容易出现以下几种心理和行为特征：

一是有强烈的自卑感、怨恨情绪，甚至感到自己被抛弃。孩子会因为父母离异而感到羞耻，也不肯和别的孩子说话、交流，甚至对大人怀有敌意，久而久之，导致人际交往能力下降，缺少知心朋友，情绪低落时无人倾诉，更找不到合理的发泄口。这些负面影响在越小的孩子身上越容易出现，负面作用的效力也越大，并且随着时间的累积而不断加剧。

二是出现比较严重的性格缺陷，个性发展受到影响。家庭是孩子成长的主要环境，离异给孩子的教育造成缺失，容易导致怯懦、冲动、粗暴、情绪不稳定、病态防范心理等不良心理。

三是心灵创伤难以修复，长时间持续。调查显示，在离异的单亲家庭中，有37%的孩子在父母亲离婚五年之后仍旧难以愈合当初的心灵创伤，而29%的孩子称自己还在勉强应付和煎熬之中。

四是导致孩子出现不同程度的行为问题。家庭破裂给孩子造成了心理阴影，他们往往会与父亲或母亲产生对抗情绪，使得他们的行为呈现叛逆的倾向。也因为缺乏家庭温暖，孩子们很容易与社会上的人打交道，沾染上一些不良的行为习惯，如逃学、撒谎等。

　　心理学家建议，离异的父母亲在孩子的教育方式上要讲究方法，避免陷入误区。

　　第一，要坦白而平静地告诉孩子自己与另一半离婚的事实，并给孩子鼓励。单亲妈妈或爸爸和孩子一起生活、相处，这是必须要向孩子坦白的一件事，但是在陈述的时候要心平气和，并鼓励孩子勇敢面对今后的生活，告诉孩子，虽然爸爸或妈妈不能和他们一起生活，但只要他们需要，父母都会第一时间出现。

　　第二，要让孩子感到充分的安全感，而不是你报复对方的工具。要知道，大人离婚，伤害最大的始终都是孩子，单亲母亲或父亲要让孩子知道，虽然你们不能在一起了，但还是很爱孩子的，生活中即便少了母亲或父亲，孩子一样能够感受到来自父母的关爱。切忌不要把孩子当做出气和报复对方的工具，这样不但不利于孩子的身心健康，还会使孩子的人格遭到扭曲，让他们在成年后失去爱心。要做到这一点，需要父母双方的合作，承担抚养责任的一方要多与另外一方联系，而不参与抚养的一方也要经常前去看望孩子，使其感受到父母即便不在一起了，但他们的关系还很好，对自己的爱还是一如既往。

　　第三，给孩子独立的成长空间，保持各自的独立性。单亲家庭中的亲子关系既不能过分疏远，也不宜过分亲密，太疏远会使孩子缺乏安全感，而太亲密会让孩子产生过分依赖的负面效应，同样不利于孩子的身心健康发展。因此，单亲母亲或单亲父亲要注重培养孩子的独立性，给予关爱的同时不要凡事都代劳，适当地给孩子自己做选择和决定的机会，让他们能够在一个独立自由的环境中成长。

　　第四，教导孩子并引导他们勇敢寻找玩伴。单亲家庭的孩子往往在人际交往能力上存在缺陷，这与其自卑心理有关，因此单亲母亲或单亲爸爸要经常鼓励孩子多与同学交流，多参加社交活动，勇敢地和朋友谈心等，并为孩子

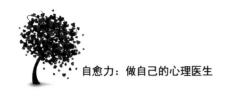

与朋友之间的交往提供必要的条件。因为只有通过改善人际关系，才能更好地帮助内心有自卑感的孩子尽快走出自卑的影子，性情开朗乐观起来。

第五，为孩子树立榜样。单亲家庭中的孩子很容易受到单亲母亲或单亲父亲的影响，因此，多给孩子树立正面的榜样非常重要。比如，单亲母亲和父亲自身要有正确的人生观和价值观，有一个良好的人际关系，孩子也会深受感染。

做到以上几点之后，单亲的父母亲们还要注意避免走进以下误区：

首先是一味排斥另外一半。很多夫妻离异后都会对另外一半深怀怨恨，恨不得与对方再也不要相见了，甚至希望孩子也跟着自己恨对方。但是，这种自私的行为会给孩子造成心理困扰，一方面孩子见不到自己的亲生父亲或母亲，内心思念却又不敢说出来，导致孩子内心压抑；另一方面，孩子在无数父母贬低对方的话语中产生怀疑，心中美好的父亲或母亲形象会受到损害。久而久之，孩子的性格就会向偏离正常轨道的方向发展。

其次是给孩子过多的情感暗示。比如说孩子可怜，缺少父爱或母爱之类的话，表面上是在表达对孩子的怜惜，但事实上是在引导他们认为自己不正常，向孩子传递单亲家庭不正常、单亲家庭属于问题家庭的思想，是在将孩子在成长过程中出现的种种问题都归罪于家庭的不完整。孩子在不知不觉中就会出现心理阴影，即便孩子自己想要摆脱，也很难做到了。

最后是给孩子过多的宠爱。父母给孩子关爱是很正常的，但爱的度要拿捏得当。有些家长对孩子非常溺爱，捧在手里怕摔了，含在嘴里怕化了，而在单亲家庭中，家长可能会因为离异而觉得亏欠孩子，因此，想通过给予孩子更多的关爱去弥补他们所缺失的那部分爱。于是，不管孩子有什么要求，精神上的也好，物质上的也罢，都会无条件给予满足。

单亲的父母亲在这个过程中看似是在付出，实质上是非常自私的，因为他们只不过是想减少自己的罪恶感，却对孩子的人格发展异常视而不见，让孩子变成一个任性、自私、不懂得分享和考虑他人感受的人，甚至在成年后出现人格障碍。

因此，单亲的父母亲们，在教育你们的孩子的时候一定要讲究方式，以坦诚的姿态与孩子沟通，给予其鼓励，避免陷入误区，关注其饮食起居的同时，也不要忽视了他们的心理发展，为孩子的未来多考虑一些。

图书在版编目（CIP）数据

自愈力：做自己的心理医生/ 艾琳著. —2 版. —北京：
中国法制出版社，2020. 10

ISBN 978 - 7 - 5216 - 1275 - 2

Ⅰ. ①自…　Ⅱ. ①艾…　Ⅲ. ①心理保健 - 通俗读物
Ⅳ. ①R161. 1 - 49

中国版本图书馆 CIP 数据核字（2020）第 171550 号

责任编辑：郭会娟（gina0214@126. com）　　陈晓冉　　　　　　　　封面设计：周黎明

自愈力：做自己的心理医生
ZIYULI：ZUO ZIJI DE XINLI YISHENG

著者/艾琳
经销/新华书店
印刷/三河市紫恒印装有限公司
开本/710 毫米×1000 毫米　16 开　　　　　　　　　　　　印张/14　字数/246 千
版次/2020 年 10 月第 2 版　　　　　　　　　　　　　　　2020 年 10 月第 1 次印刷

中国法制出版社出版
书号 ISBN 978 - 7 - 5216 - 1275 - 2　　　　　　　　　　　　　　　定价：42. 80 元

北京西单横二条 2 号
邮政编码100031　　　　　　　　　　　　　　　　　　传真：010 - 66031119
网址：http：//www. zgfzs. com　　　　　　　　　　　**编辑部电话：010 - 66034985**
市场营销部电话：010 - 66033393　　　　　　　　　　　**邮购部电话：010 - 66033288**

（如有印装质量问题，请与本社编务印务管理部联系调换。电话：010 - 66032926）